나는 왜
조금만 걸어도
발이 아플까

100세까지 건강하게 걷기 위한 발 사용설명서

나는왜
조금만 걸어도
발이 아플까

시모키타자와 병원 지음

최서희 옮김

시공사

평생 건강하게 걷고 싶다면
계속 걸어야 한다

최근에 자신의 발을 유심히 본 적이 있는지 생각해 보자. 눈앞에 있어서 항상 시야에 들어오는 손과 달리, 자기도 모르게 등한시하게 되는 발. 그러나 구두에 쓸려 살짝 까지기만 해도 체중을 실을 때마다 아파서 발의 중요성을 실감한 경험이 누구나 있을 것이다.

이 책은 발을 가능한 한 건강하게 유지하고, 오래 걷는 데 도움이 되는 방법에 대해 이야기한다. 저자는 일본에서 유일하게 발을 전문적으로 치료하는 종합병원인 시모키타자와 병원의 의사와 물리치료사들이다.

걷기가 최고의 건강법인 것은 이미 잘 알려진 사실. 그에 앞서 '어딘가에 가고 싶다'는 인간의 욕구를 충족하기 위한 가장 기본적인 기능이기도 하다. 따라서 걷는 기능이 무너졌을 때 우리 생활에 닥치는 불편과 불행은 불을 보듯 뻔하다. 평생 건강하게 오래오래 걷고 싶다면, 걷기를 방해하는 '발'의 통증과 증상을 최대한 없애는 것이 먼저다.

일반적으로 무좀은 피부과, 무지외반증은 정형외과, 하지정맥류는 혈관외과 등 발과 관련된 질환은 각 진료과로 나뉘어 있다.

그러므로 환자가 스스로 증상을 바탕으로 판단하여 진찰 받을 진료과를 결정해야 한다. 그러나 시모키타자와 병원은 일본에서 유일하게 종합적으로 발을 진찰하고 있다. 이는 미국의 족부의학 Podiatry에 영향을 받은 것이다. 미국에는 족부 전문의Podiatrist라는 발을 전문적으로 진찰하는 의사가 있다. 안과의는 눈, 치과의는 치아를 전문적으로 진찰하는 것처럼 발을 하나의 부위로 보고 진찰하는 것이다.

시모키타자와 병원 의사들은 많은 이들의 발을 지키고 싶다는 마음으로 2016년부터 이 새로운 스타일의 병원과 함께하고 있다. 그 마음의 중심에는 '발을 지키는 것은 건강 수명 연장으로 이어진다'라는 강한 확신이 있다.

인간은 나이가 들면서 조금씩 여러 가지를 할 수 없게 된다. 의사의 눈으로 보면, 대부분의 사람은 인생의 마지막에 세 계단을 내려가게 된다(다음 페이지 그림). 우선, 골절 등을 계기로 걷지 못하게 된다. 그러면 혼자 화장실을 가기 힘들어지고 배설하기 위해 타인의 힘을 빌려야만 한다. 그다음에 스스로 먹을 수 없게 되고……, 결국 죽음을 맞이한다.

즉, 가장 먼저 할 수 없게 되는 것이 바로 '보행'이다. 그러므로 보행(걷기)을 유지할 수 있다면 이 계단을 내려가는 시기를 늦출 수 있을 것이다. 물론 걷지 못하게 되는 원인은 고관절 골절이나 골다공증 등 다양하지만, 발의 통증이나 불편함을 계기로 걷는 기회가 줄어들었다는 사람이 의외로 많다.

우리는 진찰을 거듭한 가운데 '발의 사용 가능 연수는 약 50년'이라고 생각하고 있다. 사용 가능 연수라고 하면 '발을 사용할 수 없게 되는 건가?' 하고 생각할지도 모르지만, '대부분의 사람이

나이가 들면서 떨어지는 기능

먼저 보행에 문제가 나타나기 시작한다.

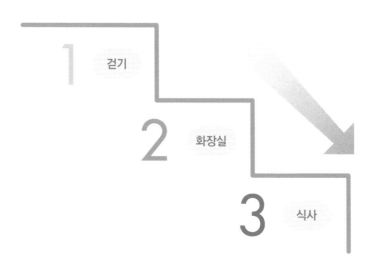

인생의 마지막 세 계단. 우선 처음에 걸을 수 없게 되고, 그다음에 배설할 수 없게 되며, 스스로 먹을 수 없게 되어 죽음에 이른다. 걸을 수 있는 상태를 유지하는 것이 건강 수명을 늘리기 위해 중요하다.

아무것도 하지 않아도 건강하게 지낼 수 있는 해의 수'라고 생각하면 된다.

실제로 50세를 경계로 발의 불편함을 호소하는 사람이 훨씬 증가했다. 이렇게 이야기하면 '바탕이 되는 데이터는 있나요?'라고 자주 질문을 받는데, 최근 '50세를 경계로 발이 변한다'라는 연구 보고도 나왔다. 100세 시대인 지금, 단순히 아프지 않는 것보다 삶의 질을 유지하며 건강하게 사는 것이 중요하다. 평생 건강하게 걷기 위해서, 발을 오래 사용하기 위해서 스스로 발을 살피고 돌보는 것이 중요하다.

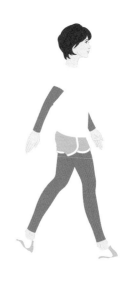

이사장인 나는 피부과 의사로서 미국에서 유학하던 시절, 어느 노년의 내과 의사의 조수로 근무한 것이 족부의학을 배우게 된 발단이었다. 그는 고령 환자가 오면 반드시 족부 전문의에게 진찰을 의뢰했다. 거기서 족부 전문의는 환자의 발에 상처가 없는지, 변형은 없는지, 발톱 상태는 어떤지를 확인하고 마지막으로 보행 동작에 문제가 없는지를 알아보았다. 그때 발과 보행 상태가 사람이 건강하게 살아가는 데 몹시 중요한 요소라는 것을 깨달았다. 이 경험이 일본에 발 전문 종합병원을 만들고 싶다고 생각한 계기였다.

원장인 기쿠치 마모루도 미국 유학 시절에 족부 전문의를 만나, 발 진찰에 흥미를 느끼게 되어 팀에 참가했다. 발은 사람의 운동, 생활 그리고 건강을 지탱하는 기반이다. '발을 지키는 것은 그 사람의 인생을 지키는 일이다'라고 생각하고 있다.

당뇨병이 악화되면 발에 궤양이 생겨서 절단해야만 하는 상황이 발생하기도 한다. 우리 병원의 정형외과 의사인 기쿠치 교타는 당뇨병 환자의 발 절단을 현장에서 목격해왔다. '발을 잃는다'라는 심각한 상황을 미연에 방지하고 싶어서 족부의학을 공부하고 우리 병원에서 진료를 보고 있다.

시모키타자와 병원에서는 이렇게 각 분야 전문의가 모여 팀으로 환자의 발을 지키는 데 힘쓰고 있다. 그만큼 발의 건강을 지키는 데는 종합적인 판단과 진료가 필요하다는 의미다.

그러면 건강하게 계속 걷기 위해 어떻게 하면 좋을까? 의외라고 생각할지 모르지만, 매일 계속 걷는 것이 최고의 방법이다. 보행 기능을 유지하려면 계속 걸어야 한다. 사용하지 않으면 기능은 퇴화한다. 그러므로 하루에 일정 시간을 반드시 걸어야 한다.

'건강을 유지하려면 하루에 8,000걸음이 이상적'이라는 일본의 연구 데이터가 있다. '1만 걸음을 걸어야 하는 것이 아닌가요?'라고 이야기하는 사람에게는 '8,000걸음으로 충분합니다'라고 답변하고, 전혀 걷지 않는 사람에게 걸음 수에 관한 질문을 받으면 '8,000걸음이 목표입니다'라고 이야기한다. 그러나 걸음 수에 그렇게 집착할 필요는 없다. 쾌적하게 통증 없이 계속 걸을 수 있다면 자꾸자꾸 걷도록 하자. 반대로 통증이 생겼다면 무리하지 말고 휴식을 취하자.

그리고 그렇게 계속 걷기 위해 모두가 꼭 해야 하는 것이 있다. 시모키타자와 병원의 의사들이 공동으로 추천하는 가장 기본적인 셀프 케어, 바로 '아킬레스건 스트레칭'이다. 무지외반증, 평발, 족저근막염, 냉증, 부종 등 발과 관련된 다양한 질병이나 불편함을 예방하고 악화시키지 않기 위해 우선적으로 계속해야 하는 운동 치료의 하나로 우리는 아킬레스건 스트레칭을 알리고 있다.

이것은 족부의학 개념을 바탕으로 하고 있다. 걷는 동작을 바탕으로 발을 살펴보면 발에 부담을 주는 요인이 '굳은 아킬레스건'이라는 것을 알 수 있기 때문이다.

자세한 내용은 나중에 설명하겠지만, 아킬레스건이 굳으면 걸을 때마다 정강이가 앞으로 기울어지지 않게 된다. 정강이가 앞으로 기울어지지 않으면 발에 큰 부하가 걸려서 변형으로도 이어진다. 그리고 무리해서 계속 걸으면 변형이 더욱 진행된다.

또한 아킬레스건은 종아리 근육에 이어져 있다. 아킬레스건이 굳으면 종아리 근육을 제대로 사용하지 못해서 다리의 혈액 순환 악화의 원인이 되기도 한다. 즉, 부종이나 냉증과도 관련이 있다.

우선 아킬레스건 스트레칭을 하루 일과로 삼아 보자. 이것이 발을 지키는 의사인 우리들이 전하는 가장 간단한 메시지다. 물론 발에 대한 개별적인 고민이 있다면, 그 진행을 막는 발 관리를 계속해야 한다.

신종 코로나바이러스의 영향으로 걸음 수가 줄어들었기 때문에 체력이 저하된 사람도 많을 것이다. 자유롭게 잘 걸을 수 있을 때를 대비하여 발을 꼭 건강하게 유지하는 것, 이것이 평생 건강하기 위해 가장 먼저 지켜야 할 것 중 하나다.

이 책은 발의 건강 관리를 설명한 '발' 취급 설명서이며 무좀, 안으로 말리는 발톱, 무지외반증, 하지정맥류 등 '발과 관련된 고민'의 취급 설명서이기도 하다. 후반에는 각 질환의 특징, 치료법 등도 소개하고 있으니 부디 자신과 가족의 발을 지키는 데 참고하길 바란다.

시모키타자와 병원 이사장
히사미치 가쓰야

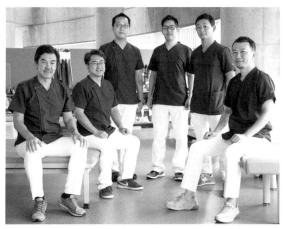

시모키타자와 병원의 의사들. 왼쪽부터 이사장 히사미치 가쓰야,
부원장 나가사키 가즈히토, 후쿠다 마스오미, 다베야 데쓰야,
기쿠치 교타, 원장 기쿠치 마모루

3장 엄지발가락을 보면 발의 문제를 알 수 있다

히사미치 가쓰야……피부과
기쿠치 마모루……성형외과
나가사키 가즈히토……혈관외과
기쿠치 교타……정형외과
후쿠다 마스오미……내과(당뇨병)
다베야 데쓰야……류마티스내과
다케다 나오토, 세키 아사미……재활의학과

일러스트_ 우치야마 히로타카
화보_ 마스다 신이치
사진_ Shimokitazawa Hospital
정보는 2020년 11월 기준.

먼저 발의 특징을 알아두자

발은 섬세하고
인내력이 강하다

우리의 체중을 지탱하며 걷거나 달릴 수 있도록
발은 다른 부위에 없는 특징을 가지고 있다. 섬
세하지만 참을성이 강한 발의 특징과 그로 인해
발생하기 쉬운 문제를 소개한다.

발은 26개의 뼈로 되어 있다
발은 7개의 중근골과 5개의 중족골, 그리고
14개의 지골과 26개의 촘촘한 뼈로 구성되
어 있다. 그로 인해 보행이라는 복잡한 발의
움직임을 지탱한다.

각질이 가장 두껍다
피부의 가장 바깥쪽에 있는
각질층. 발의 각질층은 몸에
서 가장 두껍고 외부 자극에
강하다. 각질이 얇은 눈꺼풀
에 비해 20~50배 두껍다고
알려져 있다. 한 층이 두껍고
층의 수도 많다.

아치

50대 이후에는 지방 쿠션이 줄어든다
발바닥의 지방은 쿠션 역할을 하지만, 50대 이후
에는 발볼 아래 지방 쿠션의 두께가 줄어들어 충격
을 흡수하기 어렵기 때문에 발에 받는 압력이 커진
다. 또 발목의 유연성도 떨어진다.

**하루 3,000번 이상 충격을
받는다**
여성의 하루 평균 걸음 수는 6,000걸
음 정도. 그러므로 한쪽 발은 하루에
3,000번 정도 땅바닥과 부딪힌다.

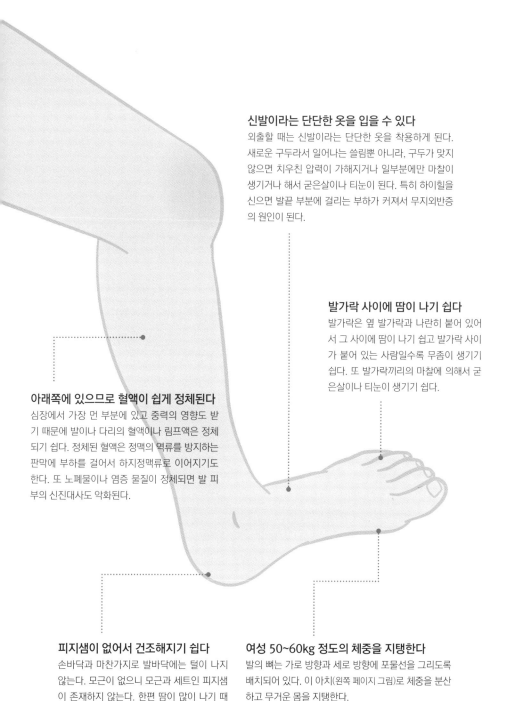

신발이라는 단단한 옷을 입을 수 있다

외출할 때는 신발이라는 단단한 옷을 착용하게 된다.
새로운 구두라서 일어나는 쓸림뿐 아니라, 구두가 맞지
않으면 치우친 압력이 가해지거나 일부분에만 마찰이
생기거나 해서 굳은살이나 티눈이 된다. 특히 하이힐을
신으면 발끝 부분에 걸리는 부하가 커져서 무지외반증
의 원인이 된다.

발가락 사이에 땀이 나기 쉽다

발가락은 옆 발가락과 나란히 붙어 있어
서 그 사이에 땀이 나기 쉽고 발가락 사이
가 붙어 있는 사람일수록 무좀이 생기기
쉽다. 또 발가락끼리의 마찰에 의해서 굳
은살이나 티눈이 생기기 쉽다.

아래쪽에 있으므로 혈액이 쉽게 정체된다

심장에서 가장 먼 부분에 있고 중력의 영향도 받
기 때문에 발이나 다리의 혈액이나 림프액은 정체
되기 쉽다. 정체된 혈액은 정맥의 역류를 방지하는
판막에 부하를 걸어서 하지정맥류로 이어지기도
한다. 또 노폐물이나 염증 물질이 정체되면 발 피
부의 신진대사도 악화된다.

피지샘이 없어서 건조해지기 쉽다

손바닥과 마찬가지로 발바닥에는 털이 나지
않는다. 모근이 없으니 모근과 세트인 피지샘
이 존재하지 않는다. 한편 땀이 많이 나기 때
문에 화끈거리고 땀이 차기 쉽다.

여성 50~60kg 정도의 체중을 지탱한다

발의 뼈는 가로 방향과 세로 방향에 포물선을 그리도록
배치되어 있다. 이 아치(왼쪽 페이지 그림)로 체중을 분산
하고 무거운 몸을 지탱한다.

이 책의 사용 방법

이 책에서 전하고 싶은 것을 그림으로 설명했다.
각자의 고민에 따라 필요한 페이지를 참조하자.

평생 오래오래 걷고 싶다!
'걷는 힘'을 유지하려면

걸을 때
필요한 근육을 유지

다리 근력 운동
오래 걷기 위해서는 발이나 다리의 유연성
뿐만 아니라 근력도 필요하다. 스쿼트 등
다리나 엉덩이를 단련하는 근력 운동을 습
관화하자.
→ 2장 p.50

+

발에 대한 다양한 고민

앞에서 발의 동작 원리와 대책을 소개하고,
뒤에서는 주된 치료법을 설명한다.

문제를 예방하려면
발목과 발가락을 유연하게

아킬레스건 스트레칭
발과 관련된 대부분의 문제에 효과적인 것
이 아킬레스건 스트레칭이다. 발 건강을 위
해 먼저 이것부터 시작한다!
→ 1장 p.22

발의 아치를 지키는 셀프 케어
아킬레스건 스트레칭도 아치를 지키기 위
해 해야 하는 것이지만, 아치를 지탱하는
근육이나 근막을 관리하면 발의 트러블 예
방에 도움이 된다.
→ 1장 p.40

엄지발가락으로 확실하게 차 낸다
걸을 때는 엄지발가락을 사용해 바닥을 차
냄으로써 종아리 근육도 확실하게 사용할
수 있다. 발가락 기능이 저하되는 것을 막아
준다.
→ 3장 p.71

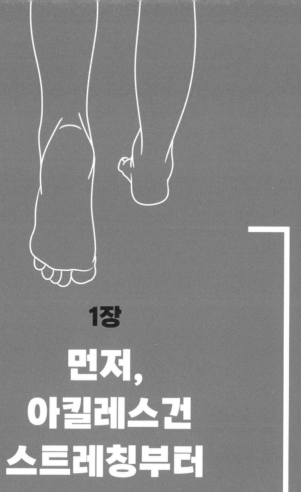

1장

먼저,
아킬레스건
스트레칭부터

아킬레스건의 유연성이 발 건강에 왜 중요할까?
보행의 기본 원리와 동작을 통해 그 이유를 알아본다.

발 건강에서 가장 중요한 점

나의 아킬레스건은
유연한가?

먼저, 아킬레스건이 확실하게 늘어나는지를 체크한다. 아킬레스건이 굳으면, 걸을 때 정강이뼈가 충분히 앞으로 기울어지지 않는다. 그러면 발에 부담이 가서 발 문제의 원인이 된다.

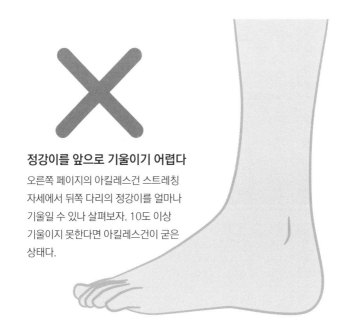

정강이를 앞으로 기울이기 어렵다
오른쪽 페이지의 아킬레스건 스트레칭
자세에서 뒤쪽 다리의 정강이를 얼마나
기울일 수 있나 살펴보자. 10도 이상
기울이지 못한다면 아킬레스건이 굳은
상태다.

아킬레스건이 유연한지 확인해보기

똑바로 서서 아킬레스건 스트레칭을 하는 요령으로 발을 한 걸음 뒤로 뻗는다. 앞쪽 발을 천천히 구부렸을 때 뒤쪽 다리의 정강이를 10도 이상 기울일 수 있는지를 확인한다.

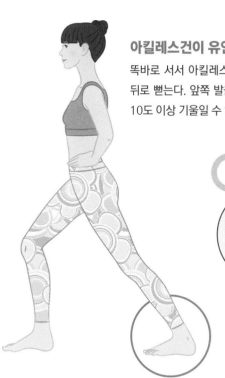

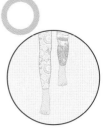 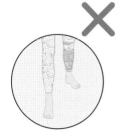

앞에서 봤을 때 발은 일자를 유지

양 무릎과 양 발의 둘째 발가락이 정면을 향한 자세로 정강이를 기울일 수 있는지가 중요하다. 이때 발뒤꿈치를 확실하게 바닥에 대자.

10도 이상 기울여진다

정강이를 똑바로 세운 상태에서 10도 이상 앞으로 기울일 수 있으면 OK. 무릎을 구부리지 않고 앞으로 기울일 수 있는지 확인하자!

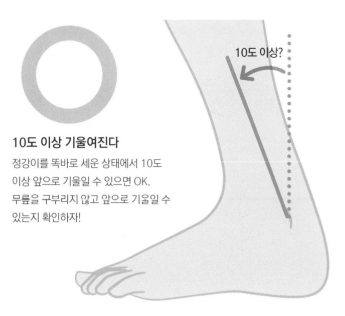

10도 이상?

뻣뻣한 사람, 뻣뻣하지 않은 사람 모두

아킬레스건 스트레칭을
습관화하자

아킬레스건 스트레칭을 할 때, 벽을 이용하면 안심하고 상체를 기울일 수 있고 제대로 스트레칭할 수 있다. 아킬레스건이 굳은 사람은 반드시 해야 하며, 아직 굳지 않은 사람도 아킬레스건의 유연성을 유지하기 위해 꼭 매일 하는 습관을 들이자.

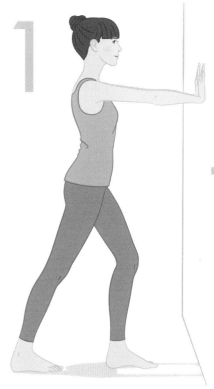

벽 앞에 서서 양손을 벽에 댄다. 이완시키고 싶은 쪽의 발을 한 걸음 뒤로 뻗는다. 발끝은 똑바로 앞을 향하고 발뒤꿈치를 바닥에 붙인다.

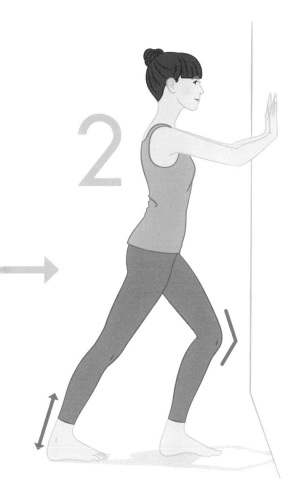

2

벽에 체중을 가해 앞쪽 무릎을 천천히 구부린다.
아킬레스건이 이완되는 것을 느끼면서 30~60초
유지한다. 그 후 발을 바꿔서 똑같이 한다. 각
5회씩 한다.

NG

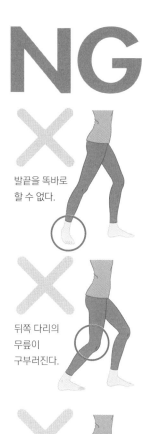

발끝을 똑바로
할 수 없다.

뒤쪽 다리의
무릎이
구부러진다.

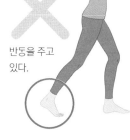

반동을 주고
있다.

왜 발목이 유연해야 할까

아킬레스건은
발 건강의 급소

걷는 힘을 유지하기 위해 필요한 것. 거기에는 몇 가지 요소가 있지만, 발 전문 병원인 시모키타자와 병원의 의사들이 중시하는 것은 '아킬레스건의 유연성'이다.

'왜 아킬레스건인가?'라고 생각할지도 모른다. 그러니 우선 아킬레스건이 어떠한 역할을 하는지 설명해 보겠다. 조금 어려울지 모르지만, 뒤에 나오는 그림을 보면서 같이 알아보도록 하자.

아킬레스건은 많은 사람이 이름을 알고 있는 가장 유명한 '힘줄'이라고 할 수 있다. 초등학교 체육 수업에서 '아킬레스건'이라는 단어를 알게 된 사람이 많을 것이다.

아킬레스건은 종아리의 부푼 부분을 만드는 장딴지세갈래근(하퇴삼두근)과 발뒤꿈치의 뼈를 이어주는, 인체에서 가장 큰 힘줄이다. 하얗고 단단하며 길이는 15cm 정도인데 1톤의 무게도 견딜 수 있을 정도로 강인하다고 알려져 있다. 늘어나지만, 근육만큼의 신축성은 없다.

원래 '아킬레스'란 그리스 신화에 등장하는 영웅의 이름이다. 어떤 경위로 발뒤꿈치가 급소가 되어 발뒤꿈치에 적의 화살을 맞아 죽고 말았다. 그것이 이름의 유래이지만, 치명적인 약점의 비

유적 표현으로도 사용된다.

이런 아킬레스건의 유연성이 발 건강의 '급소'라고 할 수 있다. 아킬레스건이 굳으면 주로 두 가지 문제가 발생한다.

첫째, 걸을 때 발의 아치에 부하가 걸린다. 움푹 들어간 발바닥의 한가운데를 보면 알 수 있듯이 우리의 발바닥은 평평하지 않고 아치 구조로 되어 있다. 이 부분이 온몸의 체중을 지탱해 걸을 때 충격을 완화한다.

그러나 이 아치가 무너지면 족저근막염이나 무지외반증 등 다양한 발의 통증이나 질병으로 이어진다. 자세한 내용은 나중에 설명하겠지만, 아킬레스건이 굳으면 걸을 때마다 아치를 무너트리는 듯한 움직임이 된다.

둘째, 발이나 다리의 혈류가 저하되는 원인이 된다. 종아리는 제2의 심장이라고도 불리며, 그 신축하는 움직임이 펌프 작용을 해서 정맥의 혈액을 밀어 올리는 역할을 담당한다.

아킬레스건으로 이어지는 장딴지세갈래근을 제대로 사용하지 못하면 종아리의 펌프 작용이 저하되어 냉증이나 부종이 생기기 쉽다. 즉, 아킬레스건이 굳으면 발이나 다리 건강을 위협할 수 있다.

보행과 아킬레스건의 관계

아킬레스건이 굳으면
걸을 때 아치를 무너트린다

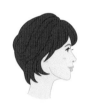

왜 아킬레스건을 유연하게 유지해야 할까. 족부
의학에서는 보행 측면에서 발 건강을 생각한다.
아킬레스건이 뻣뻣하면 걸을 때 아치에 부담이
간다. 그 원리를 아래의 그림으로 설명한다.

보행 시 발의 움직임과
아킬레스건의 관계를 알아보자

보행할 때 발의 움직임은 ① 발뒤꿈치, ② 족관절(발목 관절),
③ 중족지관절(발가락과 발 몸체를 잇는 관절)을 순서대로
회전시켜 몸을 앞으로 나아가게 한다. 아킬레스건의 뻣뻣함과
관련된 것은 ②의 회전이다. 아킬레스건이 굳으면 아치를
무너트려서 정강이뼈를 앞으로 기울어지게 한다.

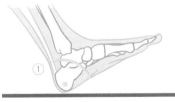

발뒤꿈치로 착지

먼저 발뒤꿈치부터 닫는다. 그다음에 발뒤
꿈치를 중심으로 회전함으로써 발의 앞부
분까지가 땅에 닿는다.

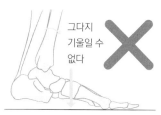

그다지 기울일 수 없다

아킬레스건이 굳으면 정강이가 부드럽게 기울어지지 않으므로 그 대신에 아치를 무너트려서 정강이뼈를 앞으로 기울이게 된다.

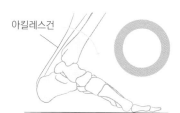

아킬레스건

아킬레스건이 유연하면 아치에 부담을 주지 않아 정강이뼈가 앞으로 쉽게 기울어진다.

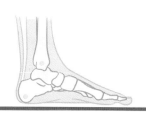

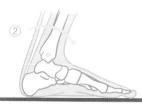
②

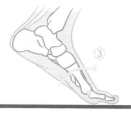
③

발바닥 전체가 땅에 닿는다

발가락까지 땅에 댄 상태. 이때 정강이뼈는 발 바로 위에 있다.

정강이가 앞으로 기울어진다

여기서 아킬레스건의 유연성이 중요하다. 아킬레스건이 유연하면 정강이가 매끄럽게 앞으로 기울어지지만, 뻣뻣하면 정강이를 기울이는 대신에 아치를 무너트린다.

마지막은 발로 지면을 찬다

발가락과 발 몸체를 잇는 중족지관절을 중심으로 회전해 발가락부터 지면을 찬다. 이것이 보행에서의 발의 동작 순서다.

아킬레스건이 굳으면 종아리의 혈액 순환에 악영향

종아리의 절반을 차지하는 근육인 장딴지세갈래근(하퇴삼두근). 이를 발뒤꿈치에 연결하는 것이 아킬레스건이다. 말하자면 다리와 발을 이어주는 가장 중요한 부분으로, 제대로 쾌적한 보행을 하려면 아킬레스건의 유연성은 빼놓을 수 없다.

아킬레스건이 굳으면 발끝을 자기 앞으로 당기기 어렵다

장딴지세갈래근의 역할은 발끝을 펴는 것이다. 즉, 근육을 수축함으로써 발끝을 펼 수 있다. 반대로 다른 근육을 수축하고 장딴지세갈래근을 이완시킬 때는 발끝을 몸 쪽으로 당긴다. 이때 아킬레스건이 굳어 있으면 장딴지세갈래근이 늘어나도 발끝을 몸 쪽으로 당기기 어려워진다.

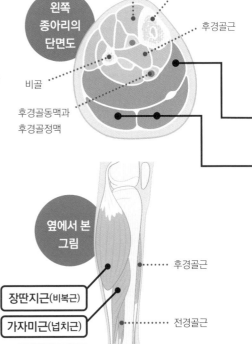

왼쪽 종아리의 단면도

전경골근 · 경골 · 후경골근 · 비골 · 후경골동맥과 후경골정맥

옆에서 본 그림

후경골근 · 장딴지근(비복근) · 가자미근(넙치근) · 아킬레스건 · 전경골근

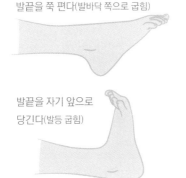

발끝을 쭉 편다(발바닥 쪽으로 굽힘)

발끝을 자기 앞으로 당긴다(발등 굽힘)

※아킬레스건이 굳으면 이 동작을 하기 어렵다.

걸을 때 중요한 아킬레스건

단면도로 보면 종아리 절반을 차지하는
근육인 장딴지세갈래근. 이를 발뒤꿈치로
이어주는 것이 아킬레스건이다. 말하자면
다리와 발을 이어주는 중요한 부분으로,
제대로 된 보행에는 빠트릴 수 없다. 또
아킬레스건이 굳으면 장딴지세갈래근이
확실하게 수축하고 이완할 수 없기 때문에
종아리의 혈액 순환 저하로도 이어진다.

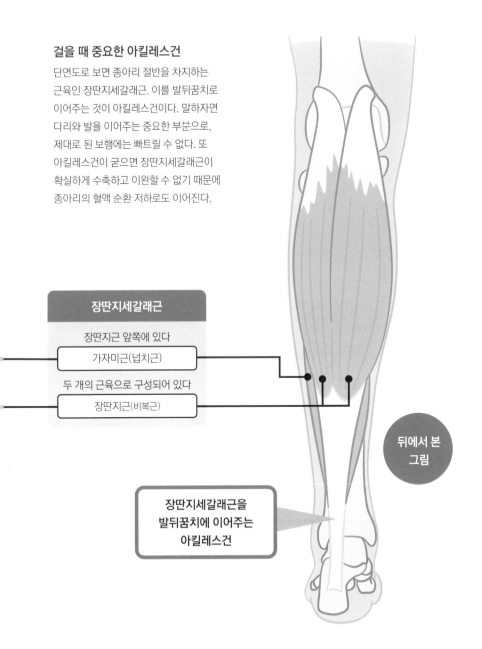

장딴지세갈래근

장딴지근 앞쪽에 있다

가자미근(넙치근)

두 개의 근육으로 구성되어 있다

장딴지근(비복근)

뒤에서 본
그림

장딴지세갈래근을
발뒤꿈치에 이어주는
아킬레스건

발의 통증, 다리의 불편함뿐만이 아니다
아킬레스건 스트레칭은 발의 젊음을 지키는 명약

지금까지 그림으로 설명한 것을 정리해 보자. 아킬레스건이 굳으면 걸을 때 필수적인 '정강이를 앞으로 기울이는 동작'을 하기 어렵다. 그로 인해 걸을 때마다 아치가 무너진다. 무너진 아치는 평발로 이어지며 무지외반증, 족저근막염 등 발의 질병에 영향을 미친다. 실제로 아킬레스건 스트레칭을 제대로 꾸준히 한다면 족저근막염에서는 전체의 절반 이상의 환자가 증상이 완화되는 등 일정한 개선 효과를 실감하고 있다. 그뿐만이 아니다. '지금 내 발은 건강하니까 걱정 없어'라고 생각하는 사람에게도 아킬레스건 스트레칭이 필요하다. 나이가 들면 아킬레스건이 굳는 경향이 있기 때문이다. 그러므로 발 건강을 지키기 위해서라도 아킬레스건 스트레칭은 중요하다.

또한 종아리는 제2의 심장이라고 부르는데, 그 대부분을 차지하는 것이 아킬레스건과 이어지는 장딴지세갈래근(하퇴삼두근)이다. 아킬레스건이 굳으면 장딴지세갈래근이 제대로 수축, 이완할 수 없으므로 다리의 혈액 순환 저하로도 이어지며 냉증이나 부종을 일으킬 수도 있다.

이러한 이유로 우리는 아킬레스건 스트레칭을 권하고 있다.

아킬레스건 스트레칭의 효능

하지 않으면 손해라고 말할 정도로 아킬레스건 스트레칭에는 많은 효능이 있다.
특히 발을 오랫동안 사용해 온 50세 이상이라면 반드시 습관을 들이자.

발의 젊음을 유지

나이가 들수록 발목의 움직임이 나빠진다. 이런 점에서도 아킬레스건은 쉽게 굳는다고 추측할 수 있다. 발에 아무런 문제 없이 계속 걸을 수 있으려면 아킬레스건 스트레칭을 통해 아킬레스건의 유연성을 유지하는 것이 중요하다.

다리의 혈액 순환 장애를 예방

냉증, 부종의 원인이 되는 다리의 혈류 악화를 예방하려면 장딴지세갈래근(하퇴삼두근)을 확실히 수축, 이완시킬 필요가 있다. 하지정맥류도 다리의 혈류가 정체되어 정맥 판막에 부담을 주기 때문에 발생한다.

냉증   하지정맥류

부종

발의 통증을 예방

무지외반증, 족저근막염, 평발은 발의 아치가 무너지는 것과 깊은 관계가 있다. 발의 아치를 무너트리지 않으려면 아킬레스건 스트레칭으로 아킬레스건의 유연성을 유지하고 아치에 부하가 걸리지 않게 하는 것이 중요하다. 이를 위해 기능성 신발 깔창을 이용할 수도 있다.

무지외반증   평발 등

족저근막염

발 아치의 충격 완화 기능
걷기 위해 발에는
아치가 필요하다

앞서 '아치'라는 단어를 사용했는데 이제부터 아치의 중요성에 관해 구체적으로 설명하려고 한다.

사람의 발바닥은 곧고 평평한 것이 아니라 발바닥 한가운데를 보면 알 수 있듯이 입체 구조로 되어 있다. 이것을 '아치arch'라고 한다. 사람의 발은 이 아치 구조를 가졌기 때문에 몸의 체중을 지탱하고 착지할 때 충격을 흡수할 수 있다.

한편 침팬지의 발은 사람의 손과 가까운 형태다. 이것을 '모지 대향성'이라고 한다. 즉, 엄지손가락(모지)이 다른 네 손가락과 떨어져 있고 엄지손가락과 네 손가락의 손가락 속질이 서로 마주 보도록 배치되어 있다. 이 때문에 발로 나뭇가지 등을 잡는 데 적합한 것이다.

그러나 침팬지의 발은 아치가 없어서 오래 걷는 데는 적합하지 않다. 사람은 아치가 있기 때문에 오래 걸을 수 있는 것이다.

아치의 존재는 오래되었으며, 360만 년 전의 탄자니아 라에트리 유적에서 발견된 오스트랄로피테쿠스 아파렌시스의 발자국 화석에서 이미 아치가 있었다는 흔적을 볼 수 있다. 인류가 이 시기부터 이족 보행을 하고 있었다는 증거라고 할 수 있다. 수상생활이나 발로 무언가를 잡는 기능을 모두 버리고 평지를 걷는 것에 특화된 결과, 모지대향성을 잃고 사람의 발에는 아치가 형성된 것이다.

사실, 그냥 서 있을 뿐이라면 발에 그만큼의 기능성은 필요하지 않을 것이다. 그러나 걷게 되면 지면의 충격으로부터 발을 보호하고 몸을 앞으로 나아가게 하는 데 필요한 '아치' 구조가 중요해진다. 이 아치를 무너트리지 않는 것이 건강한 발을 유지하기 위해 무엇보다 중요한 일이다.

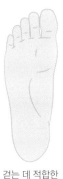 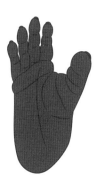

걷는 데 적합한
사람의 발

잡는 데 적합한
침팬지의 발

침팬지의 발은 엄지발가락이 떨어져 있어서 나뭇가지를 잡는 등 수목 위 생활에 적합하다. 하지만 사람의 발은 엄지발가락이 작고 다른 발가락과 평행하다. 걷는 데 적합한 형태로 특화되어 있다.

보행을 지탱하는 세 개의 아치

나이가 들면 안쪽 아치가 무너져서 평발이 된다

사람의 발에는 세 개의 아치가 있다. 발바닥의 장심이라고 하면, 발뒤꿈치와 엄지발가락 관절을 연결하는 '안쪽 세로 아치', 발뒤꿈치와 새끼발가락 관절을 연결하는 '바깥쪽 세로 아치' 그리고 발가락과 발 몸체를 연결하는 '가로 아치'가 있다.

이 아치 중 '안쪽 세로 아치'는 나이가 들면서 무너지기 쉽다. 노화와 함께 근력이 떨어지고 발꿈치뼈가 안쪽으로 기울어지면 안쪽 세로 아치가 무너져서 발바닥 장심 부분이 지면에 붙어버린다. 이것이 흔히 말하는 '평발'이다.

평발이 되면 발 변형 장애가 일어나기 쉬운 것은 물론이고, 발이 쉽게 피로해지거나 무겁게 느껴지기도 한다. 아치가 무너졌기 때문에 발을 앞으로 내딛는 추진력이 약해져서 터벅터벅 걷기 때문에 발이 피곤해지는 것이다.

반대로 높은 아치를 '하이 아치high arch'라고 한다. 하이 아치인 경우, 착지할 때의 충격을 발가락과 발의 연결 부위나 발뒤꿈치로 흡수하기 쉬우므로 그 부분에 통증이 생기는 경우가 많다.

발에는 세 개의 아치가 있다

나이가 들면서 안쪽 세로 아치가 무너져 평발이 되기 쉽다.

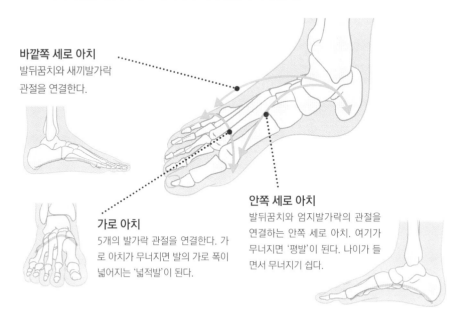

바깥쪽 세로 아치
발뒤꿈치와 새끼발가락 관절을 연결한다.

가로 아치
5개의 발가락 관절을 연결한다. 가로 아치가 무너지면 발의 가로 폭이 넓어지는 '넓적발'이 된다.

안쪽 세로 아치
발뒤꿈치와 엄지발가락의 관절을 연결하는 안쪽 세로 아치. 여기가 무너지면 '평발'이 된다. 나이가 들면서 무너지기 쉽다.

엑스레이 사진으로 알아본 아치의 이상

아치는 무너지거나(평발), 높아져도(하이 아치) 발이 쉽게 피곤해지거나 통증이 생기기 쉽다. 무지외반증 등 발 변형을 초래하는 원인이 되기도 한다.

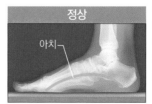

정상

아치

'오목한 발바닥의 장심'이 적당히 있는 이상적인 아치. 이 아치가 있기 때문에 충격에 강하고 오래 걸을 수 있다.

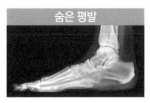

숨은 평발

언뜻 보면 오목한 발바닥의 장심도 있고, 엑스레이를 찍으면 발 뒷부분에는 아치가 있지만, 발 앞부분의 아치는 무너져 있어서 평발에 가깝다.

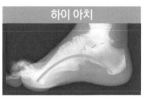

하이 아치

아치가 적당히 내려가 있지 않아서 충격 흡수가 잘되지 않는다.

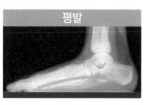

평발

아치가 과도하게 내려오면 발로 지면을 강하게 찰 수 없기 때문에 발에 부담이 커지고 쉽게 피로해진다.

걸을 때 아치의 모양은 일정하지 않다

변화하는 아치가
관절의 부하를 줄여준다

사람의 발은 아치가 항상 일정하다고 생각했을지 모른다. 사실 우리 발의 아치는 걸으면서 낮아지거나 원래대로 돌아오거나 하며 변화한다.

땅에 닿을 때는 아치가 가라앉아서 뼈대가 눌린 유연한 상태가 되어 휘어지듯이 충격을 흡수한다. 그러나 그 후, 체중을 앞으로 이동시켜 발끝으로 땅을 차 낼 때는 원래 형태로 돌아가 단단해진다. 그리고 앞으로 나아가는 강한 추진력이 되는 것이다. 이처럼 발의 아치는 모양을 자연스럽게 변화시켜서 충격을 흡수하고, 발이나 무릎 관절의 부담을 줄여준다.

평발과 하이 아치 중에는 평발인 사람이 압도적으로 많다. 평발과 하이 아치는 발로 지면을 차 내는 사이에 양쪽 아치가 휘어지는 방법이 각기 다르다. 평발의 경우, 안쪽으로 기울어지면서 아치가 부드럽게 휘어진다. 반대로 하이 아치의 경우는 바깥쪽으로 기울어진다. 이처럼 아치의 작은 높이 차이가 걸음걸이의 습관이 되고 나아가 발 변형으로 이어지는 것이다.

걸으면서 아치는 변화한다

아치는 계속 같은 형태를 유지하는 것이 아니라 낮아졌다가
원래대로 돌아오면서 보행을 돕는다.

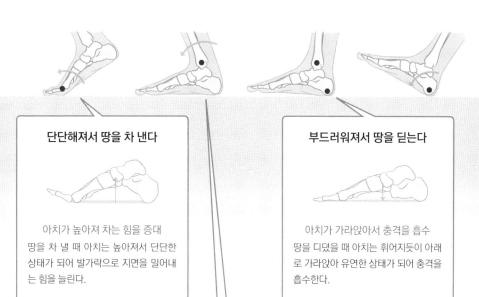

단단해져서 땅을 차 낸다

아치가 높아져 차는 힘을 증대

땅을 차 낼 때 아치는 높아져서 단단한
상태가 되어 발가락으로 지면을 밀어내
는 힘을 늘린다.

부드러워져서 땅을 딛는다

아치가 가라앉아서 충격을 흡수

땅을 디뎠을 때 아치는 휘어지듯이 아래
로 가라앉아 유연한 상태가 되어 충격을
흡수한다.

뒤에서 보았을 때

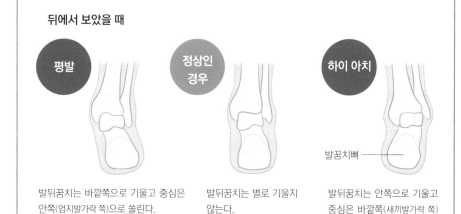

평발

정상인
경우

하이 아치

발꿈치뼈

발뒤꿈치는 바깥쪽으로 기울고 중심은
안쪽(엄지발가락 쪽)으로 쏠린다.

발뒤꿈치는 별로 기울지
않는다.

발뒤꿈치는 안쪽으로 기울고
중심은 바깥쪽(새끼발가락 쪽)
으로 쏠린다.

아치의 기능을 유지하려면

아치를 지탱하는 근육을 단련해야 한다

아킬레스건 스트레칭은 발의 아치를 지키기 위한 가장 적절하고 효과적인 방법이다. 그러나 '이미 무지외반증이나 족저근막염 등의 고민이 있다', '더욱 적극적으로 발 건강을 유지하고 싶다'라는 사람에게는 발의 아치를 지탱하는 근육을 단련하거나 아치를 지탱하는 부위를 관리할 필요가 있다.

발에 있는 근육은 외재근과 내재근으로 나뉜다. 외재근이란 발목을 통과하여 발에 붙어 있는 근육이다. 장딴지세갈래근(하퇴삼두근)은 대표적인 외재근이다. 내재근은 발에서 시작해 발에서 끝나는 근육으로, 다섯 개의 발가락을 움직이는 것이 주요 기능이다.

오른쪽 그림과 같이 발에는 많은 근육과 힘줄, 인대가 있다. 예를 들어 후경골근은 발이 땅에 닿을 때 아치가 과도하게 가라앉지 않도록 당겨 올리는 근육이다. 또 족저근막은 아치가 가라앉지 않도록 하는 한편, 발가락으로 차낼 때는 족저근막의 장력으로 아치를 원래 위치로 되돌린다. 이처럼 아치의 유지에 깊이 관여하고 있다. 내재근도 발의 아치를 안정시키는 데 중요하다.

많은 근육, 힘줄, 뼈가 연동하여 발의 기능을 지탱한다

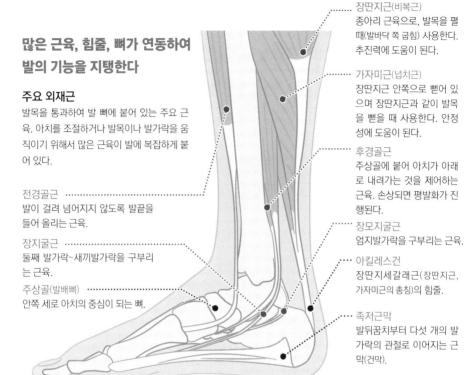

주요 외재근

발목을 통과하여 발 뼈에 붙어 있는 주요 근육. 아치를 조절하거나 발목이나 발가락을 움직이기 위해서 많은 근육이 발에 복잡하게 붙어 있다.

전경골근
발이 걸려 넘어지지 않도록 발끝을 들어 올리는 근육.

장지굴근
둘째 발가락~새끼발가락을 구부리는 근육.

주상골(발배뼈)
안쪽 세로 아치의 중심이 되는 뼈.

장딴지근(비복근)
종아리 근육으로, 발목을 펼 때(발바닥 쪽 굽힘) 사용한다. 추진력에 도움이 된다.

가자미근(넙치근)
장딴지근 안쪽으로 뻗어 있으며 장딴지근과 같이 발목을 뻗을 때 사용한다. 안정성에 도움이 된다.

후경골근
주상골에 붙어 아치가 아래로 내려가는 것을 제어하는 근육. 손상되면 평발화가 진행된다.

장모지굴근
엄지발가락을 구부리는 근육.

아킬레스건
장딴지세갈래근(장딴지근, 가자미근의 총칭)의 힘줄.

족저근막
발뒤꿈치부터 다섯 개의 발가락의 관절로 이어지는 근막(건막).

주요 내재근

발에는 발가락의 움직임이나 아치의 조절을 위해서 미세한 근육이 층을 이루고 있다. 그림은 가장 표면의 근육이다.

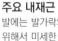
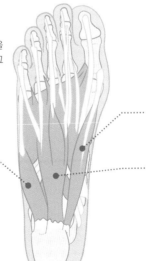

소지외전근
새끼발가락을 바깥쪽으로 벌린다.

무지외전근
엄지발가락을 바깥쪽으로 벌리는 기능을 한다.

단지굴근
둘째 발가락~새끼발가락을 구부리는 기능을 한다.

발을 더욱 건강하게 유지하려면

아치를 지탱하는 근육을
단련하는 네 가지 방법

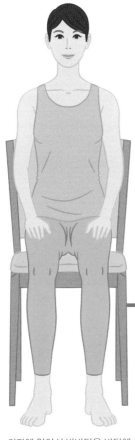

1

아치를 당겨 올리는 근육을 단련한다
후경골근 트레이닝
후경골근은 종아리부터 발까지 이어져서 발을
내반시킬(안쪽으로 구부러진다) 뿐만 아니라 발
의 아치를 당겨 올리는 기능도 한다.

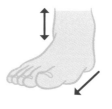

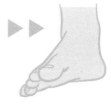

의자에 앉아서 발바닥을 바닥에
딱 붙인다.

발끝을 살짝 바깥쪽으로
향하게 한다.

새끼발가락과 발뒤꿈치를
바닥에 붙이고 엄지발가락을
들어 올린다.

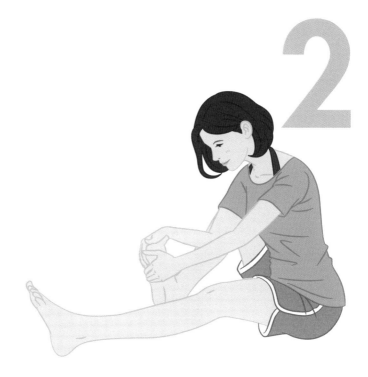

평발을 예방하고 발 건강을 유지한다

족저근막 마사지

평발과 족저근막염인 사람 모두에게 좋은 방법. 발바닥을
천천히 젖힌다. 그리고 발바닥을 잡는 것처럼 해서
손바닥으로 잘 주물러 풀어준다. 족저근막에 과도한 피로가
쌓이지 않도록 한쪽 발씩 관리하자. 각각 1분 정도 한다.

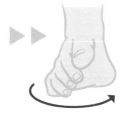

발 바깥쪽으로 바닥을 문지르듯
발목을 안쪽으로 향해 움직인다.
좌우 각 10회 한다.

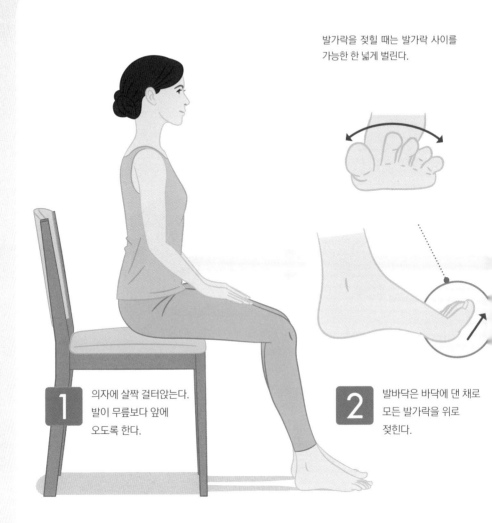

발가락을 젖힐 때는 발가락 사이를
가능한 한 넓게 벌린다.

| **1** | 의자에 살짝 걸터앉는다.
발이 무릎보다 앞에
오도록 한다. |

| **2** | 발바닥은 바닥에 댄 채로
모든 발가락을 위로
젖힌다. |

발가락을 움직일 수 있도록 단련한다

3 내재근 트레이닝

내재근이란 발에 기시와 정지(근육이 시작되는 지점과 끝나는
지점)가 있는 근육으로, 발가락을 움직이는 근육이 많다. 이
근육들도 아치를 안정시키는 데 중요하다.

엄지발가락을 내릴 때는 발뒤꿈치
가 뜨지 않도록 힘을 준다.

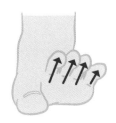

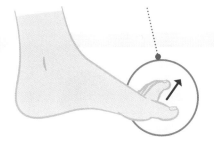

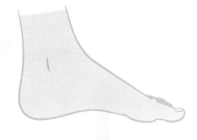

3 그대로 엄지발가락만을 내린다.
다른 발가락은 젖힌 채로 아치가
내려가지 않도록 한다.

4 아치는 그대로 들어 올린 듯한
느낌으로, 엄지발가락 이외의
발가락도 내린다.

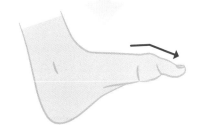

5 바닥을 잡는 것처럼 모든
발가락을 안쪽으로 구부리고
그대로 발끝을 들어 올린다.
좌우 각 5회 반복한다.

4

발가락 스트레칭과 트레이닝을 한번에

가위바위보

발로 하는 가위바위보도 내재근 트레이닝의 하나다. 가위는
엄지발가락을 아래로 내리는 방법도 할 수 있으면 좋다. 좌
우 모두 가위바위보를 10회씩 반복한다.

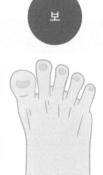

보

가위

바위

뼈가
솟아오르게

최대한 발가락을 크게
벌린다. 하이힐을 신은
날 등은 특히 제대로
하면 좋다.

가위는 엄지발가락만
세우고 남은 발가락은
안쪽으로 접는다.
가위가 어려울 때는 앞에
보자기 모양을 해본다.
엄지발가락을 내리는
가위도 하면 좋다(p.43의
과정 3에 가깝다).

5개의 발가락을 모두
안쪽으로 접는다. 발가락
아래의 뼈가 확실하게
불룩 솟아오를 정도로
둥글게 만든다.

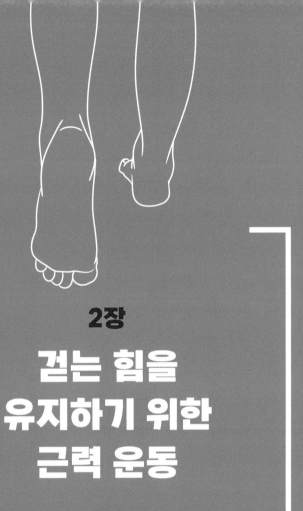

2장

걷는 힘을
유지하기 위한
근력 운동

걷는 속도를 떨어트리지 않고 건강하고 힘 있게 계속 걸으려면
아킬레스건의 유연성과 더불어 다리 근력이 중요하다.
오래 걷는 데 필요한 근력 운동을 소개한다.

걷는 데 필요한 다리 근력이 부족하지 않은가

평생 건강하게 걷기 위해서 아킬레스건의 유연성과 더불어 중요한 것은 다리의 근력이다.

아래 방법으로 다리 양쪽의 근력을 체크해 보자. 이 동작을 하지 못한 경우, 다리 근력이나 밸런스가 저하되고 있을 가능성이 크다.

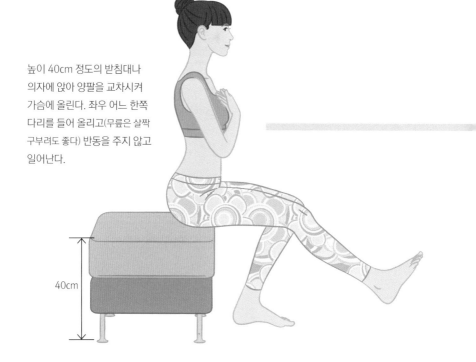

높이 40cm 정도의 받침대나 의자에 앉아 양팔을 교차시켜 가슴에 올린다. 좌우 어느 한쪽 다리를 들어 올리고(무릎은 살짝 구부려도 좋다) 반동을 주지 않고 일어난다.

40cm

다리 근력은 일본 정형외과 학회의 운동기능 저하 증후군 테스트로
확인할 수 있다. 이는 그 중 하나인 '일어서기 테스트'다. 양다리로
하는 버전도 있지만, 더 어려운 한쪽 다리 버전을 소개한다.

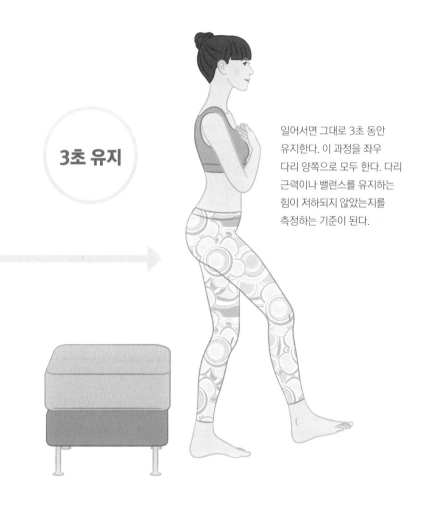

3초 유지

일어서면 그대로 3초 동안
유지한다. 이 과정을 좌우
다리 양쪽으로 모두 한다. 다리
근력이나 밸런스를 유지하는
힘이 저하되지 않았는지를
측정하는 기준이 된다.

걷는 힘을 유지하려면
다리의 근력 운동이 필요하다

걷는 힘의 기반으로 중요하게 생각할 것은 '아킬레스건의 유연성'과 '다리 근력' 이렇게 두 가지다. 앞서 아킬레스건을 확인했는데, 그다음으로 중요한 것은 다리의 근력이다. 당신은 앞 페이지에 나온 '의자에서 한쪽 다리로 일어서기'를 할 수 있는가?

다리 근력의 저하는 아킬레스건 유연성 저하의 원인이 되기도 한다. 아킬레스건은 종아리의 장딴지근(비복근), 가자미근(넙치근)과 연결되어 있고, 또 이 근육들은 허벅지 뒤의 햄스트링과 연결되어 있기 때문이다.

그렇다면 다리 근력을 키우려면 어느 근육을 특히 주목해야 할까? 바른 자세로 계속 걷기 위해 필요한 것은 단시간에 큰 힘을 발휘하는 속근이 아니라 지구력이 있는 지근이다.

근섬유는 그 성질이나 모양에 따라 속근과 지근으로 분류된다. 어느 쪽의 근섬유가 많은지는 근육에 따라 다르다. 척추 옆 척주기립근은 지근 섬유가 많은 경향이 있어서 척주기립근은 지근이라는 식으로 어림잡아 분류한다.

골반보다 아래에 있는 지근으로 걸을 때 중요한 역할을 하는 것은 엉덩이의 대둔근, 안쪽 허벅지의 대내전근, 그리고 종아리

깊숙한 곳에 있는 가자미근 이렇게 셋이다. 이 세 근육 중 어느 한 곳의 근력이 저하되어도 보행에 영향을 미친다. 걷는 힘을 유지하려면 중점적으로 단련해야 한다.

계속 걷기 위해서 중요한 세 개의 근육

걷기 위해서는 하반신의 근육이 중요하다. 시모키타자와 병원의 물리치료사가 특히 주목하고 있는 것이 이 세 근육이다.

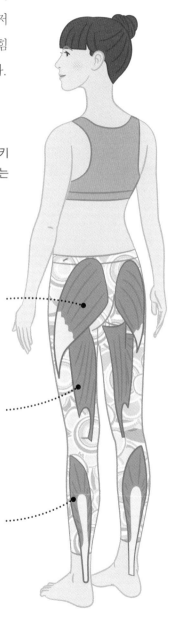

대둔근

엉덩이에서 가장 큰 근육으로 엉덩이의 둥그스름한 부분을 형성한다. 허벅지를 뒤쪽으로 흔들 때 사용한다.

대내전근

허벅지 안쪽을 지나가는 내전근군 중에서 가장 큰 근육이다. 벌린 다리를 안쪽으로 모으는 움직임에서 사용한다.

가자미근

대부분이 장딴지근으로 덮여 있다. 발끝을 뻗을 때 사용한다. 아킬레스건으로 이어져 있다.

대둔근 트레이닝

대둔근을 단련하는 운동으로는 스쿼트 외에도 힙 리프트, 프런트 런
지가 효과적이다. 어느 것이든 한 가지라도 습관적으로 하자. 힙 리
프트는 양발을 붙이고 해도 상관없다.

걸을 때 필요한 균형 능력도 키운다

프런트 런지

발을 크게 앞으로 내딛는 근력 운동. 균형 능력도
단련할 수 있다. 몸이 흔들리지 않도록 주의하자.

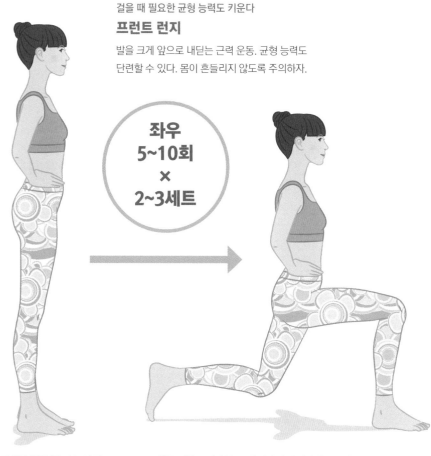

좌우
5~10회
×
2~3세트

바른 자세로 등을 쭉 펴고 서서
양손을 허리에 댄다.

한쪽 발을 크게 앞으로 내디뎌서 허벅지가 수평이 될 때까지
몸의 중심을 아래로 낮춘다. 그다음에 앞으로 내디딘 발을
원래 위치로 되돌린다. 이 동작을 좌우 번갈아 가며 반복한다.

누워서 할 수 있고 힙업에도 효과적

힙 리프트

누워서 엉덩이를 들어 올리는 근력 운동. 한쪽 발로
지탱하는 것이 어렵다면 양발을 붙이고 해도 된다.
이것도 몸이 휘청거리지 않도록 주의하며 동작하자.

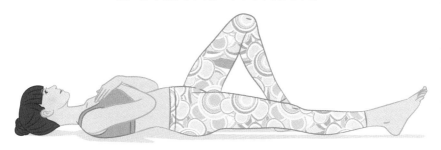

하늘을 보고 누워서 팔을 교차시켜
가슴에 댄다. 왼쪽 다리는 구부리고
오른쪽 다리는 쭉 편다.

2세트

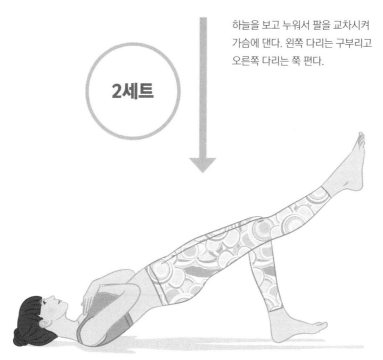

복부에 힘을 주고 엉덩이를 들어 올린다. 발끝을 위로 향한 채 10초
유지한다. 상체부터 다리까지가 일직선이 되도록 한다. 엉덩이를
내리고 다리를 바꿔서 똑같이 동작한다.

대내전근 트레이닝

대내전근은 허벅지 안쪽에 있는 근육이다.
다리 사이에 큰 베개를 끼우고 힘을 꽉 줘서 트레이닝하자.

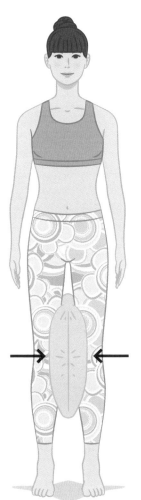

베개 끼우기 운동

대내전근 트레이닝은 베개를 사용하면 하기
쉽다. 이때 똑바로 서는 것이 중요하다. 자세가
구부정하면 허벅지에 제대로 된 힘이 전해지지
않는다. 서서 하거나 누워서 해도 된다.

똑바로 서서 베개를 세로로 세워 다리 사이에
끼운다. 그리고 허벅지 안쪽으로 베개를
찌부러트리는 느낌으로 강하게 조였다가 잠시 후
힘을 뺀다.

10~20회 × 2~3세트

NG

가자미근 트레이닝

가자미근을 포함한 장딴지세갈래근을 단련하려면 힐 레이즈 운동
을 하자. 카프레이즈라고도 한다.
발뒤꿈치는 너무 들어 올리지 말고 가능한 범위 안에서 계속하자.

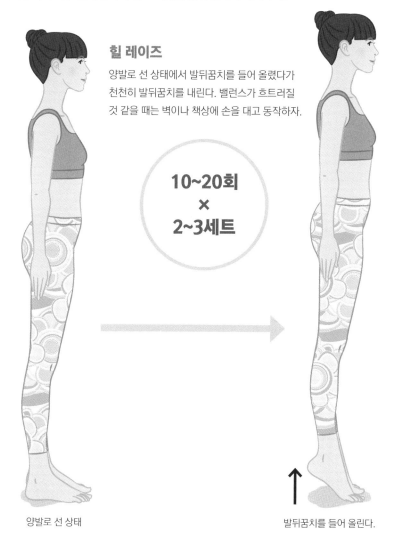

힐 레이즈

양발로 선 상태에서 발뒤꿈치를 들어 올렸다가
천천히 발뒤꿈치를 내린다. 밸런스가 흐트러질
것 같을 때는 벽이나 책상에 손을 대고 동작하자.

10~20회
×
2~3세트

양발로 선 상태

발뒤꿈치를 들어 올린다.

걷는 힘이 약해졌는지
걸으며 확인한다

계속 걷기 위한 근력 운동으로 중요한 한 가지가 대둔근 트레이닝이다. 대둔근은 엉덩이 대부분을 차지하고 있는 근육으로 고관절의 신전(허벅지를 뒤로 흔든다), 외전(허벅지를 바깥쪽으로 벌린다) 외에도 인대를 통한 무릎 관절의 굴신(굽힌 무릎을 펴는 것)이라는 기능도 있다. 그 때문에 대둔근의 기능이 저하되면 무릎이 아플 뿐만 아니라 고관절 주변 등 다양한 부위에 문제가 발생한다.

이를 방지하는 데 효과적인 운동으로는 스쿼트 외에도 힙 리프트(p.51), 프런트 런지(p.50)가 있다. 힙 리프트는 한쪽 다리씩 운동하는 방법을 소개했는데, 어렵다면 양발을 바닥에 대고 엉덩이만 들어 올리는 형태로 해도 상관없다.

프런트 런지는 한쪽 발을 앞으로 내딛고 몸의 중심을 낮추는 운동인데, 대둔근 외에 허벅지 앞쪽 넙다리네갈래근(대퇴사두근)이나 허벅지 안쪽 햄스트링도 자극한다. 상체를 앞으로 숙이지 않도록 똑바로 세워서 바른 자세로 동작하는 것이 중요하다.

그리고 다음으로 주목하고 싶은 것은 허벅지 안쪽의 대내전근이다. 대내전근은 고관절과 무릎을 잇는 근육으로, 골반이 옆으로 흔들리는 것을 억제하는 역할을 한다. 이 근육은 다리를 꽉 닫기만 해도 단련할 수 있으므로 무릎 사이에 베개를 끼워서 단련하면 좋다.

그리고 마지막으로 종아리에 있는 가자미근(넙치근)이다. 가자미근은 대부분이 장딴지근(비복근)으로 덮여 있는 납작한 근육이다. 장딴지근과 가자미근 모두 아킬레스건으로 이어지지만, 주로 발목의 움직임을 조절하는 것은 가자미근이다. '힐 레이즈hill raise', 말 그대로 발뒤꿈치를 들었다 내렸다 하는 동작을 자주 하자. 동작이 불안정한 사람은 의자 등받이를 손으로 잡고 해도 된다. 반대로 여유롭게 할 수 있는 사람은 벽에 손을 대고 한쪽 다리씩 동작해도 좋다.

요즘은 건강을 위해 하루에 1만 걸음을 걸어야 한다고 생각하는 사람이 많다. 하지만 나카노조 연구*에 따르면 하루 8천 걸음, 20분의 빨리 걷기가 좋다고 한다. 또 영국에서는 '액티브 10'이라는 하루 10분 빨리 걷기로 건강 증진을 도모하는 운동도 시작되고 있다. '걷는 힘'이 약해졌는지 확인하기 위해서라도 당장 걷기를 시작하자.

나이를 먹으면 발을 들어 올리기 힘들어지거나 관절을 움직이기 어려워지기도 한다. 이러한 변화를 느꼈을 때는 수시로 운동 기능 저하 증후군 테스트(P.46)를 통해 확인하고 근력 운동을 해야 한다. 발에 추가적인 부담이 걸리지 않도록 다리를 스트레칭하며 단련하는 것도 족부의학에서 착안한 것이다. 아무리 나이가 들더라도 내가 원하는 곳 어디든 내 두 발로 걸어서 갈 수 있으려면 '걷는 힘'을 지키는 것이 무엇보다 중요하다.

* 나카노조 연구: 일상의 신체활동과 질병 예방의 관계에 대한 조사 연구. 일본 군마현 나카노조마치의 65세 이상인 주민 5,000명을 대상으로 2000년 이후 계속 진행되고 있다.

대둔근 + 가자미근 트레이닝

스쿼트와 힐 레이즈를 조합해 대둔근과 가자미근(넙치근)을 한번에
단련할 수 있는 방법이다. 벽이나 의자 등에 손을 대고 하면 좋다.

스쿼트부터 힐 레이즈까지

가자미근을 포함해 장딴지세갈래근(하퇴삼두근)과 대둔근,
다리네갈래근(대퇴사두근), 햄스트링을 단련할 수 있다.

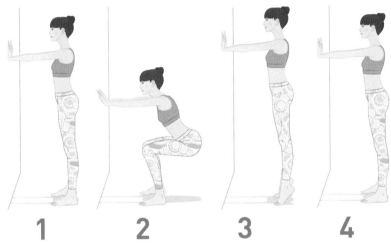

1

발을 허리 너비로 벌리
고 벽 앞에서 등을 쭉
펴고 선다. 양쪽 발끝은
똑바로 앞을 향하게 한
다.

2

발바닥을 붙인 채로 3
초 동안 무릎을 굽히고
엉덩이를 똑바로 아래
로 내린다. 무릎은 최대
한 90도까지 구부린다.

3

3초에 걸쳐서 원래 자
세로 돌아오고 발뒤꿈
치를 들어 올려서 1~2
초 유지한다.

4

발뒤꿈치를 내린다.

**10회
×
3세트**

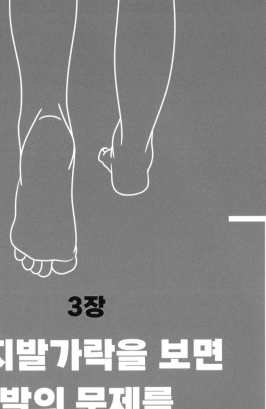

3장

엄지발가락을 보면
발의 문제를
알 수 있다

무좀, 안으로 말리는 발톱, 무지외반증 등 발과 관련된 문제를
예방하려면 평소 발을 보는 것이 중요하다.
이때 포인트가 되는 것이 바로 엄지발가락이다.

발의 사용 가능 연수는 50년

발의 질병을 예방하려면
하루 한 번 발을 살펴보자

걷기의 기반이 되는 '발'의 중요성은 아무리 강조해도 지나치지 않다. 그러나 발은 각질이 두껍고 자극에 강하기 때문에 약간의 통증은 별 것 아니라 생각해 방치하는 경우가 많다.

하지만 신체 다른 부위와 마찬가지로 발에도 '사용 가능 연수'가 있다. 어느 기간 이상을 사용하게 되면 노화에 의해 기능이 떨어지는 것이다. 시모키타자와 병원의 의사들은 그것을 50년이라 생각하고 있다. 자세를 유지하고 몸을 움직이는 근육은 50세를 경계로 내리막에 들어선다. 노인의학geriatrics의 통계에 따르면 50세부터 70세까지의 20년 사이에 근력은 15%, 근육량은 10% 감소된다고 한다. 근육량뿐만이 아니다. 피부나 혈관도 약 50년을 경계로 노화에 따른 다양한 질병을 동반한 변화가 나타난다.

50세 이후에도 발을 제대로 기능하도록 하려면 유지 보수를 해야 한다. 발에 문제가 있으면 그것을 보완하기 위해 걸음걸이가 나빠진다. 걸음걸이가 나빠지면 무릎이나 허리에 통증이 생기거나 자세의 균형이 무너져서 온몸으로 문제가 퍼지게 된다. 그러므로 발의 건강 관리는 신체 다른 부위나 장기의 건강을 지키는 것으로도 이어진다. 그러니 목욕할 때나 자기 전에 발을 확실하게 살펴봐야 한다.

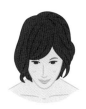

목욕할 때 굳은살, 무좀이 없는지 발을 살펴보자

걷는 것과 더불어 중요한 것은 자기 발을 스스로 잘 살펴보고 건강 상태를 매일 확인하는 것이다. 목욕할 때나 목욕 후, 자기 전에 발바닥, 발가락 사이, 발등을 관찰해 굳은살이나 티눈, 무좀 등이 없는지를 확인하자. 발에 상처가 없는지도 꼼꼼히 체크하자.

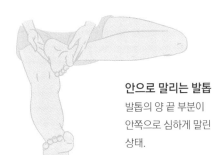

안으로 말리는 발톱
발톱의 양 끝 부분이 안쪽으로 심하게 말린 상태.

티눈
같은 부위에 압력과 마찰이 반복되면서 피부의 내부가 굳어서 부풀어 오른 것.

굳은살
같은 부위에 압력이나 마찰이 반복되면서 피부 외부가 굳어서 부풀어 오른 것.

무지외반증
엄지발가락이 이어지는 관절이 새끼발가락 쪽으로 '〈' 모양으로 구부러진 상태. 새끼발가락이 엄지발가락 쪽으로 구부러져 있으면 소지내반증이다.

후경골동맥   **발등동맥**

발의 혈류를 느껴보자. 발등이나 안쪽 복사뼈에 손을 대고 박동이 있는지 확인하자.

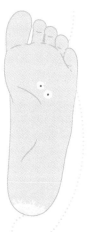

무좀
백선균이 원인. 발가락 사이가 하얗게 붓거나(지간형), 발뒤꿈치가 거칠어진다(각질과다형).

발의 피부, 모양, 색 등을 스스로 살펴보자

하루에 한 번, 바닥이나 의자에 앉아서 무릎 아래를 가까이 당겨 발을 살펴보는 습관을 들이도록 하자. 지금부터는 발의 질병을 예방하는 다섯 가지 체크 포인트를 소개한다.

① 발바닥 상태를 확인한다

발바닥 피부에는 굳은살, 티눈이 생기기 쉽다. 굳은살이나 티눈은 피부에 압력이나 마찰이 반복적으로 일어나서 각질이 부어올라 두꺼워진 상태. 굳은살은 각질이 두꺼워져서 피부의 '외부'에서 부풀어 오른 것, 티눈은 각질이 두꺼워져서 피부 '내부'로 파고 들어간 것이다. 무서운 것은 발에 굳은살이 있어도 아무것도 느끼지 못하는 경우다. 당뇨병으로 혈당치가 높은 상태가 계속되면, 신경은 점차 기능을 잃어서 통증을 느끼기 어려워진다. 그런 상태에서 굳은살이 계속 자극을 받다 보면 굳은살에 가려져서 궤양이 생길지도 모른다.

② 발의 표면, 발톱을 살펴보자

발가락에도 굳은살, 티눈이 없는지 살펴본다. 그다음에 무좀이 생기기 쉬운 발가락 사이를 확인한다. 무좀은 백선균이라는 진균(곰팡이)이 원인이다. 무좀은 고령이 될수록 증가하는데, 백선균이 피부 장벽을 파괴해 버리기 때문에 세균의 침입구가 되고만다. 게다가 무좀은 피부뿐 아니라 발톱에도 생긴다. 이것을 '발톱 백선'이라고 하는데, 엄지발가락에 많이 발생하고 발톱의 변형을 초래한다. 발톱이 점점 두꺼워지고 발에 통증이 생긴다. 또 발톱 양 끝이 둥글게 구부러져서 안으로 말리는 것은 없는지도 확인하자.

③ 발의 혈류를 느낀다

발등에 손을 대고 발등동맥의 박동을 느껴보자. 또 안쪽 복사뼈의 뒤쪽에 있는 후경골동맥의 맥동도 느껴보자. 그 부위에서 두근두근 박동이 느껴진다면 혈류가 유지되고 있는 것이다. 또 양쪽 엄지발가락에 털이 나 있는지를 확인하자. 혈액 순환 장애가 있으면 털이 나지 않게 되거나 혹은 땀이 잘 나지 않게 되어 피부가 건조해질 수 있다.

④ 발 전체의 색을 확인한다

발의 혈액 순환이 나빠져서 피부색이 변하고 있지 않은지를 확인하자. 또 발 전체를 만져 보고 온도도 확인해 보자.

⑤ 발 전체의 모양을 살펴본다

엄지발가락을 위로 젖힐 수 있는지, 또 발가락이 변형되지 않았는지도 살펴보자.

발에서 보내는 작은 신호를 놓치지 않기 위해서라도 자기 발을 제대로 살펴보는 것이 매우 중요하다.

걷는 자세는 괜찮은가?

닳은 신발 밑창으로 걷는 자세를 확인한다

걸을 때는 자세가 중요하다. 걷는 자세가 나쁘면 많이 걸어도 어딘가에 부하가 걸리고 만다.

그러나 스스로 자신의 걷는 자세를 확인하는 것은 어려운 일이다. 그래서 자신의 걷는 자세가 나빠지지 않았는지 가끔 신발 밑창을 확인하자. 여성은 하이힐이 아니라 스니커즈 등으로 확인하자.

자신이 평소에 잘 신는 신발의 밑창을 보았을 때, 발뒤꿈치 부분의 바깥쪽이 좌우가 균등하고 균형 있게 닳았다면 문제가 없다. 이 경우는 체중 이동이 잘 된 것이다.

그러나 신발 밑창이 닳은 방식이 좌우가 현저하게 다른 경우는 몸 어딘가에 문제가 있어서 발에 과도한 부하가 걸린다는 증거다. 또한 발뒤꿈치 전체 또는 안쪽이 닳고 있다는 것은 걸음걸이가 나쁘다는 증거. 오른쪽의 그림을 참고하여 신발 밑창을 살펴보도록 하자.

지금 당장 신발 밑창을 체크해 보자

닳은 신발 밑창의 좌우 차이가 두드러질 때는 몸의 어딘가에 문제가 있어서
발에 어떤 과부하가 걸려 있다는 것이다. 주기적으로 신발 밑창을 직접 확인
해 볼 필요가 있다.

바르게 닳은 밑창

양쪽 발 모두 균형 있게 발뒤꿈치의
바깥쪽이 살짝 닳아 있으면 괜찮은 것이다.
걸을 때는 발뒤꿈치 조금 바깥쪽부터
착지하고 그다음에 발바닥 전체가
닿아서 정강이가 앞으로 기울어지며
엄지발가락의 관절 부위로 지면을 차 내며
나아간다. 이는 올바른 보행을 하고 있다는
증거로, 발목이나 엄지발가락 관절을
효율적으로 사용하고 있기 때문에 큰
문제는 없다.

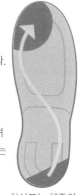

화살표는 체중의
이동 방향

좌우 비대칭

나쁜 자세 등으로 인해 다리
길이가 비대칭이거나, 어느
한쪽 다리에 중심이 쏠려
있다고 생각할 수 있다.

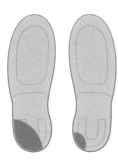

발뒤꿈치 전체

앞쪽으로 체중 이동이 잘되지 않고 중심이
뒤쪽에 있어서 발뒤꿈치를 끌면서 보행할
가능성이 있다.

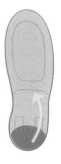

바깥쪽만

바깥쪽이 심하게 닳은 것은
중심을 안쪽으로 이동시키지
못해 충격을 충분히 흡수하지
못했을 가능성이 있다.

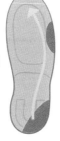

안쪽만

안쪽이 닳은 것은 발뒤꿈치가
한쪽으로 기울어서
과도하게 아치가 무너진
'회내족(回內足)' 상태가
되어 있을 가능성이 있다.
회내족은 다양한 발 관련
문제의 원인이 된다.

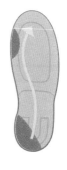

안으로 말리는 발톱 ①

발가락을 제대로
사용하지 않으면
안으로 말리는 발톱이 된다

발을 확인하는 데는 발톱도 포함되어 있다. 여기서는 발톱의 중요성에 관해 설명하려 한다. 사실 발톱도 체중을 지탱하는 중요한 역할을 담당하고 있다.

발끝에 힘껏 중심을 싣거나 발로 지탱하거나 할 때 발끝에는 부하가 걸린다. 발톱은 그 부하가 걸리는 발가락 끝을 보강하는 기능을 한다. 그런 발톱이 안쪽으로 말려들어가서 '안으로 말리는 발톱'이 되면 발가락에 강한 통증을 일으키기도 한다.

원래 손톱도 발톱도 말려들어가며 자라는 성질이 있다. 엄지발가락으로 확실하게 지면을 디뎌서 발가락에 제대로 체중이 실리면 그때마다 발가락은 땅을 누른다. 그러면 발톱은 아래부터 눌러서 말리지 않고 발가락을 따라 완만한 곡선을 유지할 수 있다. 그러나 발톱에 균일하게 힘이 가해지지 않으면 발톱은 점점 안으로 말려들어가게 된다.

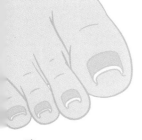

발톱은 말리는 성질이 있어서 발가락을 확실히 사용하면 완만해진다

발톱은 원래 말려들어가는 성질이 있다. 발가락을 잘 사용하고 올바른 하중을 가하면 발가락의 살이 지면을 누르면서 발톱이 완만해진다. 운동 부족 등으로 발가락을 사용하지 않으면 발톱은 말려들어간다.

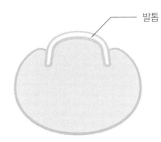

발톱

발가락을 확실하게 사용하면
완만해진다.

발가락을 사용하지 않으면
말려들어간다.

시모키타자와 병원의 원장인 기쿠치가 도쿄 세타가야구에서 방문 간호 서비스를 이용하는 고령자 676명을 대상으로 진행한 조사에 따르면 '안으로 말리는 발톱'이나 발톱이 아래 방향으로 구부러지며 피부 안으로 자라 통증을 일으키는 '내성 발톱'이 있는 사람은 32.1%였다. 좀 더 상세하게 보면 남성이 22.4%, 여성은 38.0%였다.

나이가 들어서 자기 발로 잘 걷지 못하게 되면, 발가락이 지면에 눌리는 일이 없어져서 안으로 말리는 발톱이나 내성 발톱이 진행된다. 안으로 말리는 발톱은 엄지발가락에 발병하는 경우가 많지만, 다른 발가락에도 발병한다. 고령자이고 별로 걷지 않는다면 모든 발가락의 발톱이 말려들어가는 경우도 있다. 안으로 말리는 발톱이나 내성 발톱 등의 발톱 문제로 고민하는 잠재적 환자 수는 이제는 1,000만 명에 이른다고 한다.

발가락 끝에 맞춰서 발톱을 자른다

내성 발톱과 안으로 말리는 발톱은 서로 조금 다르지만(오른쪽 그림), 발톱이 말려들어가 있거나 살을 찌르고 있어도 통증이 없다면 치료할 필요는 없다. 경증이고 통증도 없는 경우는 스스로 관리할 수도 있다.

안으로 말리는 발톱이나 내성 발톱은 예방이 중요하다. 그러므로 우선 주의할 것은 발톱을 자르는 방법이다. 발가락은 체중이 실릴 때마다 살이 지면을 눌러서 앞쪽이나 좌우로 부풀어 오른다. 걸을 때마다 비어져 나오는 살에 발톱이 박히면 심한 경우에는 염증을 일으키기도 한다. 그러므로 발톱은 너무 짧게 자르지 않아야 한다. 그리고 둥근 모양으로 정돈하는 것이 아니라 사각형 모양이 되도록 잘라야 한다. 발톱의 좌우를 체중을 지탱하는 브리지로 남겨둔 채, 끝부분만 직선 모양으로 자른다.

많은 사람들이 발톱을 자를 때 신발에 닿지 않도록 무심코 짧게 자르기 쉽다. 위에서 볼 때 발가락의 살이 보이지 않는 정도로 발톱을 남기는 편이 문제를 예방하는 데 도움이 된다. 또한 신발 선택도 중요하므로 109페이지를 참고하자.

발톱을 올바르게 자르는 방법

발톱은 위에서 봤을 때 발가락 아래의 살이 비어져 나오지 않도록 정돈하는 것이 이상적이다. 손톱처럼 손가락 모양에 따라 둥근 모양으로 정리하는 것이 아니라 끝부분만 직선 모양으로 자르자.

발가락 길이에 맞춰 자른다

발톱은 발가락의 살이 보이지 않을 정도로 자를 것. 스키 플레이트와 마찬가지로 발톱에 어느 정도 길이가 있으면 발가락에 체중이 가해져도 발톱이 살을 찌르는 일은 없다.

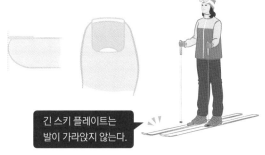

긴 스키 플레이트는 발이 가라앉지 않는다.

짧게 자르면 주변이 부어오르기 쉽다

발톱을 너무 짧게 자르면 걷거나 운동을 할 때 발가락에 체중이 실리며 발톱이 아래에서 밀려 나온 살을 찔러서 심각한 경우는 염증을 일으킨다. 발톱을 바짝 깎지 말아야 한다.

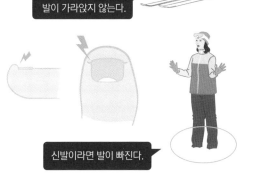

신발이라면 발이 빠진다.

발톱의 주요 변형

내성 발톱

발톱이 말리지 않아도 피부에 파고 들어서 아픈 상태를 내성 발톱이라 한다. 무지외반증이라면 엄지발가락이 뒤틀리고 발톱이 찔러서 부어올라 아파서 참을 수 없는 경우도 있다.

발톱

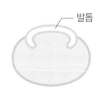

안으로 말리는 발톱

발톱이 점점 말려들어가 피부로 파고들게 되는 것이 안으로 말리는 발톱이다. 이것은 어디까지나 말리는 발톱 모양을 말하는 것으로 통증이 없다면 치료는 하지 않아도 된다.

3장 ✦ 엄지발가락을 보면 발의 문제를 알 수 있다

67

안으로 말리는 발톱 ③

발가락을 제대로 사용하고 잘 씻는다

발톱을 바르게 자르고 발에 맞는 신발을 선택하는 것 외에 또 중요한 것은 평소 잘 관리하는 것이다. 발가락을 제대로 사용하지 않고 발가락에 부하가 걸리면 안으로 말리는 발톱이나 내성 발톱이 된다. 이를 방지하기 위해 가장 중요한 것은, 엄지발가락으로 제대로 지면을 딛고 걷는다는 의식을 갖는 것이다. 중심을 발뒤꿈치에 두고 터벅터벅 걷지 않도록 항상 주의하자.

발의 아치는 나이가 들면서 쉽게 무너지고, 아치가 무너져서 평발(낮은 아치)이나 무지외반증이 되면 보행 시 발로 땅을 차 내는 동작을 할 때 엄지발가락이 정상적으로 기능하지 못하게 된다. 엄지발가락으로 차는 동작을 할 수 없게 되면, 검지발가락에 걸리는 부하가 커지고 균형이 무너져서 문제가 다른 문제를 불러일으킬 수도 있다.

나의 걸음걸이를 다시 살펴보는 것과 함께 안으로 말리는 발톱이나 내성 발톱을 막기 위해서는 발가락 운동에 습관을 들여야 한다. 발가락이 굳으면 땅을 딛고 차 내려고 해도 제대로 차 낼 수 없기 때문이다. 그래서 발가락을 잘 쓸 수 있도록 준비를 해야 한다.

발로 주먹을 만든다는 느낌으로 발가락을 꽉 구부리고 그 위에 손으로 발가락이 관절부터 더욱 구부러지도록 누른다. 이 운동을 양쪽 발에서 순서대로 여러 번 반복한다.

발가락 관절부터 구부리는 운동은 발의 아치를 만드는 근육을 단련할 수 있다. 아치가 잘 유지되고 있다면 체중은 이상적으로 분산되어 발에 무리한 부담이 가는 일 없이 걸을 수 있다. 발가락에도 올바르게 부하가 걸리므로 안으로 말리는 발톱이나 내성 발톱 예방에 가장 적합한 운동이라고 할 수 있다.

또한 발톱 문제로 고생하지 않으려면 발톱과 피부 사이를 청결하게 유지하는 것도 중요하다. 안으로 말리는 발톱을 가진 사람 중에는 발톱 아래에 때나 각질이 쌓여 있는 경우가 있다. 발톱 옆은 때가 끼어 있어도 잘 보이지 않기 때문에 부드러운 칫솔이나 손발톱용 브러시로 제거한다. 정성 들여 목욕하고 발톱의 때와 이물질을 모두 불린 후에 브러시를 사용해 발톱 밑의 때를 긁어내도록 하자.

발은 심장에서 가장 떨어진 곳에 있으므로 아무래도 혈액 순환이 원활하지 못하고 항상 신발 안에서 쓸리고 있기 때문에 한번 통증이나 상처가 생기면 잘 낫지 않는 경향이 있다. 안으로 말리는 발톱이나 내성 발톱에 의한 작은 염증으로 몸 속에 잡균이 들어가 큰일이 나는 경우도 있으므로 발톱 주변의 작은 통증, 작은 이상도 놓치지 않도록 해야 한다.

안으로 말리는 발톱을 방지하는 방법

발가락을 확실하게 구부리는 연습을 하고 평소에 확실하게 발가락을 사용해 걷는 습관을 들이자. 발톱이 말려들어가기 시작할 때는 셀프 케어로 진행을 막을 수 있다.

Check! 발가락이 확실하게 구부러지나?

뼈가 불룩 솟아 있다

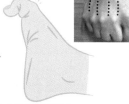

발가락으로 주먹을 만들 수 없다

발끝만 구부릴 수 있다면, 관절이 뻣뻣해져서 발바닥 근력이 저하되고 있다는 것이다. 이는 발과 관련된 다양한 문제의 원인이 된다.

주먹을 만들 수 있을 정도로 구부러진다

발가락 아래 뼈가 솟아오를 정도로 발가락을 구부릴 수 있다면 현시점에서 걱정할 것은 없다.

발가락을 확실하게 구부리는 운동

발가락 운동으로 땅을 디딜 수 있는 발을 만들자! 우선, 앉아서 한쪽 발을 당겨 올린다. 손으로 다섯 발가락을 관절부터 확실하게 구부러지도록 잡는다. 발은 주먹을 만든다는 느낌으로 발가락에 힘을 줘 구부린다. 그다음에 발가락을 쫙 편다. 양쪽 발 모두 순서대로 한다.

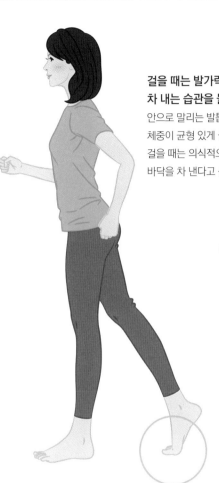

걸을 때는 발가락으로 확실하게 바닥을 차 내는 습관을 들이자

안으로 말리는 발톱을 예방하려면 발에 체중이 균형 있게 실리는 것이 중요하다. 걸을 때는 의식적으로 엄지발가락으로 바닥을 차 낸다고 생각하자.

안으로 말리는 발톱을 위해 테이핑을 한다면

안으로 말리는 발톱의 증상이 가벼운 편이라면 테이핑도 좋다. 발톱이 파고 들어간 부분을 짝 벌려서 발가락 뒤쪽 피부를 당기듯이 나선형으로 테이프를 감는다. 단, 발톱 위에는 테이프를 붙이지 않도록 주의하자.

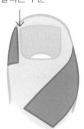

여기가 안으로 말리는 부분

실을 끼워서 발톱을 들어 올린다

안으로 말리는 발톱 증상이 가벼울 때 사용할 수 있다. 이는 스스로 발톱을 아주 약간 들어 올릴 수 있는 아이템이다. 특수한 실을 발톱과 피부 사이에 끼운다.

여기에 끼운다

발톱을 칫솔로 씻는 것도 중요하다

칫솔로 발가락 사이를 청소하는 것도 좋다. 발가락 사이나 발톱을 닦기 위한 전용 브러시도 판매되고 있다.

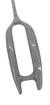

전용 브러시도 있다

무지외반증 ①

엄지발가락이 바깥쪽으로 구부러져서 관절이 돌출된다

무지외반증이란 엄지발가락이 바깥쪽으로 구부러지는 것이라고 생각하는 사람이 있을지도 모르겠다. 확실히 '무지(엄지발가락) + 외반(바깥쪽으로 구부러진다)'이라고 쓰지만, 그것만이 문제는 아니다.

무지외반증이란, 엄지발가락이 바깥쪽으로 구부러지고 관절 쪽은 반대로 안쪽으로 튀어나오는 것을 말한다(오른쪽 그림). 뼈의 배치를 보면 엄지발가락이 바깥쪽으로 구부러졌을 뿐 아니라 엄지발가락으로 이어지는 다리뼈, 중족골이 열려 있는 것을 알 수 있다.

일본 정형외과 학회의 '무지외반증 치료 가이드라인'에서도 엑스레이 촬영으로 확인한 엄지발가락 뼈인 제1기절골과 제1중 족골이 만드는 각도(무지외반각)가 20도 이상인 경우를 무지외반 증이라고 규정하고 있다. 또한 그 정도에 따라 중증도를 판정하고 있다.

무지외반증은 엄지발가락이 바깥쪽으로 구부러지고 관절은 튀어나와 있는 상태

무지외반증은 엄지발가락이 바깥쪽으로 구부러졌을 뿐 아니라 관절이 돌출된 것이 특징이다. 일본 정형외과 학회에서는 엄지발가락의 기절골과 중족골의 골축(骨軸)으로 형성된 '무지외반각'이 20도 이상인 경우를 무지외반증이라고 규정하고 있다.

중증도	무지외반각
경도	20~30°
중등도	30~40°
중증	40° 이상

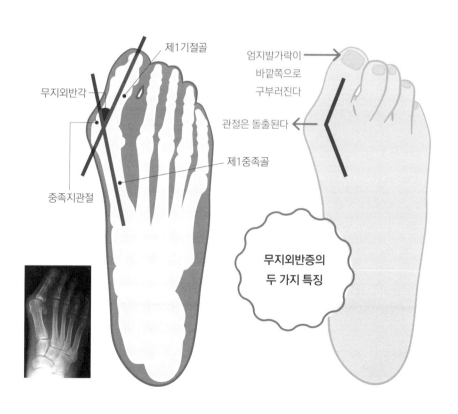

제1기절골

엄지발가락이 바깥쪽으로 구부러진다

무지외반각

관절은 돌출된다

제1중족골

중족지관절

무지외반증의
두 가지 특징

무지외반증 ②

무너진 아치는
무지외반증의 원인이 된다

평발은 무지외반증이 되기 쉽다고 알려져 있다. 하지만 평발인 사람만 무지외반증이 되느냐 하면 절대 그렇지 않다. 다만 '발의 아치 붕괴'가 무지외반증으로 이어지기 쉽다는 것은 사실이다.

노화나 체중 증가, 신체 기능의 쇠퇴 등에 의해 발바닥의 장심에 있는 안쪽 세로 아치에 과도한 부담이 가해지면 평발이 된다.

무지외반증에 동반되기 쉬운 10가지 증상

무지외반증이 되면 신발을 신었을 때 돌출된 부분이 닿아 아플 뿐만 아니라 걸을 때 엄지발가락에 제대로 부하가 걸리지 않기 때문에 안으로 말리는 발톱이나 내성 발톱이 되거나 엄지발가락 이외의 발가락이 변형되기도 한다.

1 접촉에 따른 통증
2 엄지발가락 관절 통증
3 엄지발가락 안쪽의 저림
4 둘째, 셋째 발가락의 변형
5 중족골골두부통, 굳은살

6 굳은살
7 내성 발톱
8 발가락이 겹쳐짐
9 소지내반증
10 넓적발

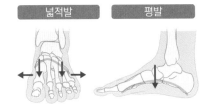

넓적발　　평발

평발과 넓적발의 차이

안쪽 세로 아치가 무너진 것을 평발이라고 한다. 다섯 발가락의 관절을 연결하는 가로 아치가 무너져서 넓어진 것을 넓적발이라고 한다.

나아가 발의 앞쪽에 부담이 가면 다섯 발가락의 관절을 잇는 가로 아치가 눌려서 발의 가로 폭이 넓어지는 넓적발이 되는 경우도 있다. 평발이나 넓적발 모두 엄지발가락 관절에는 큰 부담이 된다. 반복해서 발을 디딜 때 가해지는 외부의 힘을 옆으로 흘려보내기 위해서 엄지발가락 뿌리에 있는 중족지관절이 점점 바깥쪽으로 구부러진다. 그래서 맨발로 걸어도 무지외반증이 생기는 것이다.

또한, 역학조사 결과에서는 무릎이 아픈 변형성 무릎 관절증과 무지외반증이 높은 상관관계를 가지고 있다는 것을 알 수 있다. 무지외반증은 엄지발가락만의 문제는 아니라는 것이다. 그래서 무지외반증은 돌출된 부분이 아플 뿐만 아니라 다양한 증상을 동반한다(아래 그림).

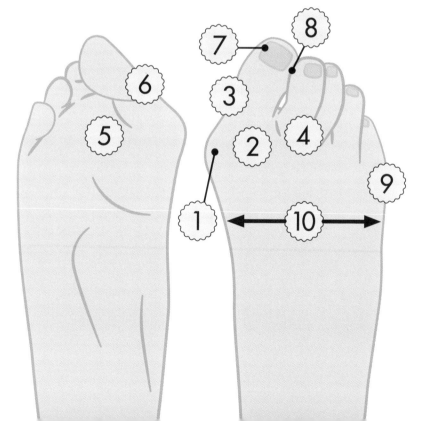

엄지발가락의 기능이 떨어져 걷는 속도가 느려진다

별로 알려지지 않았지만, 무지외반증이 되면 엄지발가락의 기능이 저하된다. 구체적으로는 보행 시 발을 차 내는 동작을 할 때, 엄지발가락이 충분히 기능하지 못하게 된다. 이것은 족부의학 중 생체역학의 논리인데, 보행할 때 지면을 제대로 딛고 밀어내기 위해서는 엄지발가락의 중족지관절을 확실하게 젖힐 필요가 있다. 하지만 무지외반증이라서 엄지발가락에 힘을 주고 땅을 밀어낼 수 없다면 엄지발가락이 아니라 둘째, 셋째 발가락 즉 검지발가락, 가운뎃발가락으로 밀어내는 중심이 옮겨가게 된다. 그러면 점점 둘째 발가락이나 셋째 발가락에 부담이 가고 굳은살도 엄지발가락이 아니라 둘째, 셋째 발가락 아래에 생기기 쉽다.

즉, 무지외반증이 심해질수록 엄지발가락은 '보행'이라는 중요한 역할에서 벗어나게 된다. 무지외반증은 보행 밸런스를 무너트리고 보행 속도를 저하시킨다는 연구 결과도 있다. 그러므로 방치하지 말고 제대로 상태를 살펴보고 대처하는 것이 매우 중요하다.

다만, 엄지발가락이 변형되고 있다는 것만으로는 수술이나 치료의 대상이 될 수는 없다. '직업상 꼭 이 신발을 신어야 하는데,

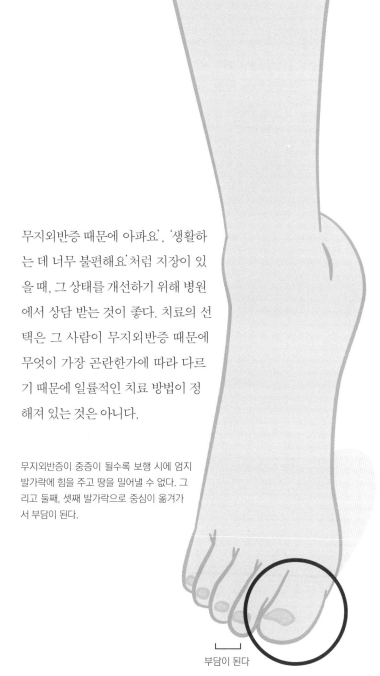

무지외반증 때문에 아파요', '생활하
는 데 너무 불편해요'처럼 지장이 있
을 때, 그 상태를 개선하기 위해 병원
에서 상담 받는 것이 좋다. 치료의 선
택은 그 사람이 무지외반증 때문에
무엇이 가장 곤란한가에 따라 다르
기 때문에 일률적인 치료 방법이 정
해져 있는 것은 아니다.

무지외반증이 중증이 될수록 보행 시에 엄지
발가락에 힘을 주고 땅을 밀어낼 수 없다. 그
리고 둘째, 셋째 발가락으로 중심이 옮겨가
서 부담이 된다.

부담이 된다

무지외반증 ④

무지외반증은 발가락이 굳는 것을 막아야 한다

무지외반증은 변형이 심하지 않고 통증도 없다면 발가락 스트레칭을 꾸준히 해서 진행을 막을 수 있다.

우선 자신의 양손으로 발가락을 조심스럽게 벌린다. 장시간 신발을 신고 일한다면, 그것만으로도 발가락은 닫혀 있을 것이다. 발가락을 하나씩 벌려 주자.

그리고 그다음에 무지외전근을 단련할 수 있는 운동을 한다. 무지외전근은 엄지발가락을 쫙 벌릴 때 작용하는 근육이다.

엄지발가락이 닫혀서 새끼발가락 쪽으로 기울어진 상태라면 점점 발가락이 경직되어 막상 엄지발가락을 벌리려고 해도 움직이지 않게 된다. 그것을 막기 위해서는 자기 발의 힘만으로 발가락을 쫙 벌리는 동작을 반복해서 무지외전근을 단련해야 한다.

발가락 가위바위보(p.45)나 수건 주름 잡기도 효과가 있다. 이는 발의 내재근을 풀어주거나 자극하기 위해 자주 해주면 좋다. 발의 내재근은 다섯 발가락을 움직일 때 주로 작용하는 근육이다. 이 근육이 굳어 있으면 발가락은 점차 사용할 수 없게 된다. 그것을 예방하기 위한 근육 훈련이라고 생각하자. 그리고 마지막에는 앞서 소개한 아킬레스건 스트레칭(p.22)을 꼭 하자.

무지외반증의 진행을 막는 발가락 스트레칭

무지외반증의 악화를 막으려면 엄지발가락이 구부러져서 단단한 상태가 되지 않도록 발가락을 움직이는 습관을 기르자. 목욕 후나 반신욕하는 시간을 사용해 스트레칭을 하면 좋다.

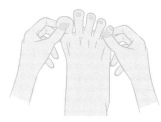

손으로 벌린다

우선 자기 손으로 할 수 있는 만큼 발가락을 벌린다. 모든 발가락과 발가락 사이를 확실하게 펴준다.

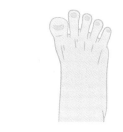

스스로 벌린다

그다음에 손의 도움 없이 자기 발가락 힘만으로 똑같이 벌릴 수 있는지 해보자.

수건 주름 잡기

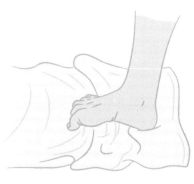

의자 앞 바닥에 수건을 깔고 의자에 살짝 걸터앉는다. 다섯 발가락을 사용해 수건을 끌어당긴다. 발가락 끝이 아니라 발가락 관절(중족지관절)부터 구부려서 수건을 잡고 그 후에 탁 벌려서 수건을 놓는 것을 반복한다.
이때 발뒤꿈치가 바닥에서 뜨지 않도록 하자. 다른 발도 똑같이 한다. 양발 각각 5~10회 반복한다.

무좀 ①
맨발로 생활하면 무좀은
가족 간에 옮기 쉽다

무좀은 백선균이라는 진균(곰팡이)이 원인인 감염증이다. 백선균은 따뜻하고 습도가 높은 곳을 좋아하며 각질의 단백질을 먹이로 삼아 증식한다. 그 때문에 무좀은 발가락 사이나 발톱에 생기기 쉽다.

또한 집에서 맨발로 생활하는 일이 많으므로 가족 중 한 명이라도 무좀을 치료하지 않은 사람이 있으면 바닥에 백선균을 계속 흩뿌리는 것이나 다름없다. 다른 사람이 치료하려고 해도 계속 낫지 않는다. 무좀을 불이라고 가정하면 바르는 약으로 진화하려고 하는데 곁에서 무좀인 사람이 불을 붙이는 것과 같다.

더욱이 가정 외에도 대중목욕탕처럼 불특정 다수의 사람이 맨발로 모이는 곳이 있다. 이 점도 무좀에 걸리기 쉬운 요인이라고 할 수 있다.

참고로 무좀은 영어로는 '애슬리트 풋athlete's foot'이라고 한다. 운동선수가 많이 걸리기 때문이다. 운동하고 땀을 흘리면 신발 안은 습한 상태가 된다. 그리고 운동선수들이 사용하는 샤워실이나 라커룸 등의 시설은 따뜻하고 습기가 많다. 백선균이 퍼지는 조건이 갖추어져 있는 것이다.

무좀은 크게 두 종류로 나뉜다. 발가락 사이나 발뒤꿈치에 생기는 것이 '발 백선', 발톱에 생기는 것이 '발톱 백선'이다.

일본 피부과 학회에 따르면 일본에서 발 백선이 증가하기 시작하는 5월에는 5명 중 1명이 발 백선에 걸린다고 한다. 그리고 계절에 따른 변동이 없는 발톱 백선은 항상 환자가 1,000만 명에 이른다고 추계하고 있다. 이렇게나 많은데도 가려움증 등이 나타나지 않으면 방치하는 사람이 매우 많다.

발 백선과 발톱 백선 모두 나이가 들면서 더욱 늘어나게 된다. 그렇기 때문에 노인 간호 보건 시설 등 고령자 시설에서는 매우 늘어나고 있다. 무좀은 합병증이 없다면 생명에 지장을 주는 질병은 아니지만, 문제는 당뇨병이다. 당뇨병인 사람은 무좀에 걸리기 쉬운 데다 종종 무좀이 생각지도 못한 중증화의 계기가 되기 때문이다. 자신이 당뇨병이 아니라면 주의할 필요가 없다고 생각할지도 모르지만, 앞서 이야기한 것처럼 가족 중에 무좀인 사람이 있으면 옮기 쉽다. 가족 중에 당뇨인 사람이 있으면 무좀 대책을 확실하게 세워야 한다.

특히 원래 발 모양이 발가락과 발가락 사이가 좁고 딱 붙어 있는 사람은 무좀에 걸리기 쉽다는 데이터가 있다. 바람이 잘 통하지 않고 발가락 사이가 무르기 쉽기 때문이라고 생각할 수 있는데, 징후가 있는 사람은 의식해서 예방해야 한다.

무좀에 얽힌 두 가지 사실

무좀은 나이가 들수록 늘어난다. 당뇨병인 사람은 더욱 주의하자

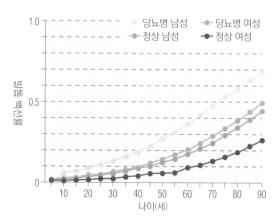

(데이터: Br J Dermatol.;139,665-671, 1998년)

유럽과 미국의 평균 연령 56.1세의 당뇨병 환자(1형 당뇨병은 34%) 남성 283명, 여성 267명과, 별개의 연구에서 정상인 2,001명의 데이터를 비교했다. 발톱 백선은 나이가 들면서 증가하고 있다(그래프). 또한 정상인을 1이라고 했을 때 발톱 백선 발병 위험은 2.77이다. 또한 남성은 여성보다 2.99배 발톱 백선에 걸리기 쉽다.

무좀에 쉽게 걸리는 것은 발가락 간격과 관계가 있다

잠재적인 무좀의 실태를 조사하기 위해 대학병원 피부과에서 무좀 이외의 문제로 진찰한 환자 200명을 대상으로 백선균의 존재를 조사하는 현미경 검사를 실시했다. 발가락 모양을 벌어져 있다, 약간 벌어져 있다, 닫혀 있다 이렇게 세 가지 형태로 분류했다. 양성 그룹에서는 발가락이 닫혀 있는 사람의 비율이 높았다.

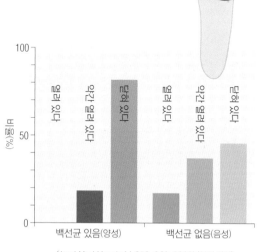

(Jpn J Med Mycol.;44,253-260, 2003년부터 작성)

82

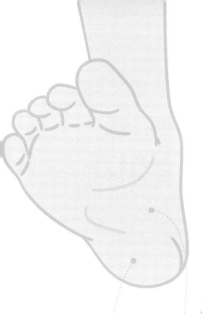

무좀은 크게 나눠서 발 백선과 발톱 백선이 있다. 전자는 발가락 사이형, 물집형, 각질과다형으로 나눌 수 있다. 피부과에서 진단받는 것이 중요하다.

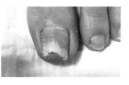

발톱이 변형되거나 색이 흐려진다
발톱 백선
발톱이 두꺼워지거나 변형되거나 하얗게 색이 흐려지거나 한다. 발톱이 신발과 부딪혀서 걸을 때마다 통증을 느끼는 일도 있다. 주로 먹는 약으로 치료하지만, 유형에 따라서는 바르는 약을 사용하는 경우도 있다.

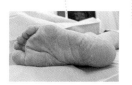

발바닥이 딱딱하고 두꺼워진다
각질과다형
발뒤꿈치나 발바닥이 갈라져서, 단단하고 두꺼워진다. 피부가 벗겨지기도 한다. 비교적 적은 유형이다. 가려움은 별로 느끼지 못한다. 먹는 약을 병용하여 치료할 필요가 있다.

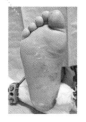

작은 물집이 전체로
물집형
작은 수포나 좁쌀 같은 것이 발바닥 장심 주변이나 발의 가장자리에 생기고 그것이 터져서 피부가 벗겨진다. 수포 안에 백선균이 있는 경우가 많다. 가려움을 동반한다. 바르는 약으로 치료한다.

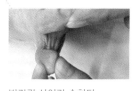

발가락 사이가 습하다
발가락 사이형
가장 많고 전형적인 무좀. 발가락과 발가락 사이의 피부가 하얗게 부풀어 올라서 습하거나 피부가 벗겨지거나 가려움을 동반한다. 바르는 약으로 치료한다.

가장 골치 아픈 발톱 백선은
엄지발가락을 유심히 살피자

무좀인지 아닌지를 절대 스스로 판단하지 말자. 왜냐하면 얼핏 보면 무좀처럼 보여도 다른 피부병인 경우도 많기 때문이다. 무좀 치료의 프로인 피부과 의사조차도 반드시 현미경 검사로 백선균 유무를 조사한다. 그만큼 혼동하기 쉬운 경우가 많다.

무좀 처방약을 제대로 사용하면 효과는 문제없지만, 무좀이 아닌

발톱 백선은 발톱 바깥쪽이나 표면의 상처로 감염된다

발가락 뿌리부터 감염

발톱 표면의 상처로 균이 들어가 감염되고 그 부분만 뿌옇게 변하는 것이 SWO(표재백색형)다. 주황색 숫자는 발가락마다 SWO가 발생하는 비율이다. 셋째, 넷째 발가락에 많다. 먹는 약보다 바르는 약이 효과적이다. DLSO에 비해 SWO는 적은 편이다.

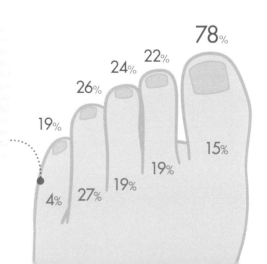

78%
22%
24%
26%
19%
15%
19%
19%
4%
27%

경우에는 개선되지 않는다. 게다가 진찰 전에 시판 약을 사용해 버리면 막상 검사를 받아도 균이 발견되지 않는다. 그리고 의사는 그것이 시판 약의 효과라서 표면의 백선균이 죽은 것인지, 아니면 애초에 이 사람이 무좀이 아닌지 판단할 수 없게 된다. 처음 진단에서 실패하면 그 후의 치료에도 영향을 미치므로 자가 판단은 매우 주의해야 한다.

그리고 무좀 중에서도 발톱에 생기는 '발톱 백선'은 한번 나은 후에도 재발률이 매우 높아서 아주 골치 아픈 무좀이다. 발톱 백선은 발 백선이 먼저 생기는 경우가 많다. 우선 발가락 사이나 발뒤꿈치 등에 무좀이 생겨서 발톱 백선까지 생기는 것이다.

발톱 백선에도 종류가 있다. 대부분이 발톱 끝부터 발톱 안쪽으로 백선균이 들어간 DLSO형(원위측부손발톱밑형)이지만, SWO형(표재백색형)처럼 발톱 표면의 상처로 들어간 것도 있다.

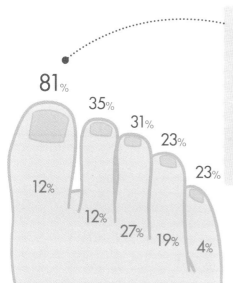

바깥쪽(발끝 쪽)부터 감염
발톱 백선에서 가장 많은 것은 발끝 쪽이나 둘레 가장자리부터 발톱 아래쪽으로 균이 들어가서 혼탁이 진행되는 DLSO(원위측부손발톱밑형)다. 회색 숫자는 발가락마다 발생하는 비율이다. 동시에 여러 발가락에 생기기도 하는데, 발톱 백선의 대부분이 그러하다. 특히 엄지발가락의 발생률이 높다. 먹는 약이 효과적이다.

81%
35%
31%
23%
23%
12%
12%
27%
19%
4%

(데이터: Br J Dermatol.;139,665-671, 1998년)

24시간 이내에 발을 씻으면 무좀을 예방할 수 있다

발 백선에서 발톱 백선으로, 이 일련의 흐름을 생각하면 무엇보다 중요한 것은 백선균의 피부각질층 침입을 막는 것이다. 백선균이 피부 안으로 들어와서 감염이 성립하기까지는 최소 24시간이 걸린다. 대중목욕탕, 수영장, 헬스클럽 같이 감염 위험이 높은 장소를 맨발로 걸었을 때는 24시간 이내에 반드시 발을 깨끗하게 씻어야 한다. 헬스클럽이나 목욕탕에서 목욕하고 집에서는 더 이상 발을 씻지 않는, 말도 안 되는 일을 하다 보면 24시간이 지날 수도 있다.

씻을 때는 비누나 세정제를 거품이 잘 나도록 해서 발가락 사이를 벌려서 정성스럽게 씻는다. 또 젖어 있는 상태에서 발뒤꿈치를 현무암 같은 가벼운 돌로 세게 문지르지 않아야 한다. 각질층이 상처를 입으면 거기로 백선균이 감염될 위험이 높아지기 때문이다.

발을 제대로 씻었으면 발에 수분이 남지 않도록 잘 닦아 준다. 그 후에는 양말을 신어 발을 보호하는 것이 바람직하다. 양말은 다른 사람에게 옮지 않기 위해서라도 신는 것이 좋지만, 자신이 백선균을 가지고 있는 경우 가족에게 옮기지 않기 위해서도 효과

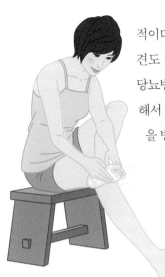

적이다. 피부과 의사 중에서는 발가락 양말이 좋다는 의견도 있지만, 발 건강 전체를 생각하는 족부의학에서는 당뇨병 등으로 원래 허혈虛血이 있는 사람의 경우를 생각해서 일반 양말이 좋다고 여기고 있다. 때로는 혈액 순환을 방해하는 요인이 될 수도 있기 때문이다.

심하게 땀을 흘렸을 때는 양말을 자주 갈아 신어야 한다. 또 같은 신발을 매일 신는 것이 아니라 확실하게 건조할 수 있도록 두 켤레를 번갈아 가며 신는 것이 좋다.

발을 깨끗이 씻어서 무좀균의 접근을 막는다

백선균은 따뜻하고 습기가 있는 환경을 좋아한다. 대중목욕탕이나 수영장 등 불특정 다수의 사람이 맨발로 다니는 장소에 가면 귀가 후에 반드시 발을 씻는 습관을 기르자.

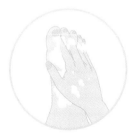

발가락 사이를 잘 씻자.

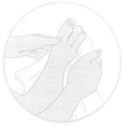

물기를 확실하게 닦는다.

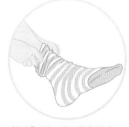

양말을 신는 것도 중요하다.

굳은살, 티눈

어느 부위에 굳은살, 티눈이 생겼는가로 발의 습관을 알 수 있다

딱딱하게 굳은살, 아프기도 한 티눈. 닳은 신발 밑창으로 걷는 자세를 알 수 있지만, 굳은살이 생기는 위치로도 발의 변형이나 사용 방법을 유추할 수 있다.

철봉을 할 때 잡고 있는 손에 굳은살이 생기게 된다. 이처럼 같은 곳에 만성적으로 압력이 가해지거나 마찰이 생기면 굳은살이 생긴다.

귀에 굳은살이 생긴다는 말이 있듯이 같은 자극이 가해지는 것이 굳은살의 원인. 하지만 티눈은 조금 다르다. 굳은살이 각질이 바깥쪽을 향해 부푼 것인 반면, 티눈은 각질이 안쪽으로 파고 들어가서 심을 만드는 것이다. 이 차이는 압력이 가해지는 방법에 의한 것으로 어긋난 움직임(전단력)에 의해 바깥쪽에 생기는 것이 굳은살, 한 곳에 집중된 힘이 가해져 안쪽에 생기는 것이 티눈이다.

발을 하나의 장기로 진찰하는 족부의학에서는 보행 동작과 함께 굳은살이나 티눈도 진찰한다.

굳은살이나 티눈이 생긴 부위에는 신발의 마찰과 함께 체중의 2배라는 중력의 부하가, 걸음 수만큼 반복해서 가해진다. 굳은살도 티눈도 과하게 가해진 압력에 대항해 각질을 두껍게 만들어 피부 속을 지키려고 하는 상태라 할 수 있다. 깔창을 만들어서 신발 문제를 해결하거나 발을 사용할 때의 버릇을 고치지 않는 한 근본적으로 해결이 되지는 않는다.

굳은살이나 티눈의 셀프 케어 방법으로는 생긴 부분에 요소나 살리실산 등이 포함된 각질을 부드럽게 하는 연고나 크림을 바르는 것이다. 깎아내는 방법도 있지만, 직접 하면 출혈이 발생하거나 감염될 수도 있으니 매우 주의해야 한다.

또한 굳은살이나 티눈은 사마귀와 구별이 어렵다. 반복해서 가해진 압력에 의해 생긴 굳은살이나 티눈과 달리 사마귀는 'HPV(사람유두종바이러스)'라는 바이러스 감염에 의해 생긴다. 탈의실이나 수영장 등 맨발로 걷는 장소에서 감염되거나 가족 중에 감염자가 있으면 집에서 감염되기도 한다. 보통 통증은 없지만, 때로는 통증이나 가려움을 동반하는 경우도 있다.

사마귀를 굳은살이나 티눈이라고 생각해서 깎아냈다가 출혈이 생겼다는 경우가 자주 있다. 발바닥의 사마귀는 낫기 어렵고 안쪽으로 파고들면 걸을 때 통증을 동반하게 되므로 빠른 단계에서 치료하는 것이 중요하다. 피부과에서는 '더마토 스코프'라는 확대경으로 이를 감별할 수 있다.

굳은살이 생기는 부위와 그 원인

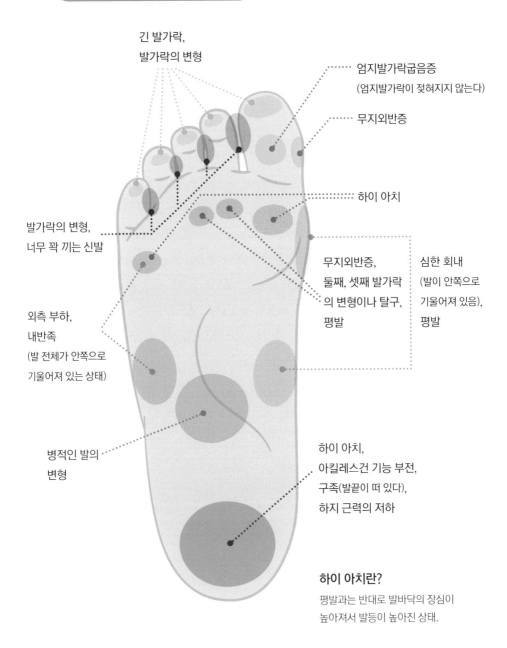

긴 발가락,
발가락의 변형

엄지발가락굽음증
(엄지발가락이 젖혀지지 않는다)

무지외반증

하이 아치

발가락의 변형,
너무 꽉 끼는 신발

무지외반증,
둘째, 셋째 발가락
의 변형이나 탈구,
평발

심한 회내
(발이 안쪽으로
기울어져 있음),
평발

외측 부하,
내반족
(발 전체가 안쪽으로
기울어져 있는 상태)

병적인 발의
변형

하이 아치,
아킬레스건 기능 부전,
구족(발끝이 떠 있다),
하지 근력의 저하

하이 아치란?

평발과는 반대로 발바닥의 장심이
높아져서 발등이 높아진 상태.

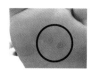

사마귀

바이러스가 원인으로
깎아내면 안 된다

굳은살이나 티눈과 구별이 어
려운 것이 사마귀다. HPV(사람
유두종바이러스)라는 바이러스
감염으로 생긴다. 깎아내면 출
혈이 생길 때도 있다. 잘 낫지
않기 때문에 조기 진단, 치료가
중요하다.

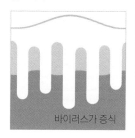

바이러스가 증식

티눈

한 부분에
집중적으로 생기며
안쪽으로 심이 생기고
통증이 있다

반복해서 한 부분에 압력이 가
해짐으로써 각질이 피부 안쪽
을 향해 굳어져 삼각뿔 모양의
심이 생긴다. 걸을 때 통증을
동반하는 경우도 많다.

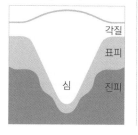

각질

표피

심   진피

굳은살

어긋난 움직임 때문에
생기며
위로 솟아오른다

발을 사용하는 버릇에 따라 발
에 어긋난 움직임을 동반한 압
력이 반복해서 가해지면 각질
이 바깥쪽으로 부풀어 오르고
딱딱해진다.

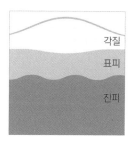

각질

표피

진피

증상 완화를 도와주는 상품

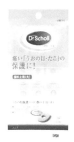

티눈 보호패드

시중에 판매하는 보호
패드를 굳은살이나
티눈이 생긴 부분에
붙이면 환부를 커버할
수 있어서 보행 시
통증을 덜 느낀다.

콘 커터

굳은살이나 티눈 제거 면도기. 시중에
판매하는 콘 커터로 잘라내는 것도 방법이다.
단, 굳은살이나 티눈을 과하게 깎아내면 출혈을
일으킬 수 있으니 주의. 상태를 보면서 사용하자.
당뇨병이나 혈액 순환 장애가 있는 사람은 감각이
둔해져 있어서 과하게 깎아낼 수도 있으니 사용하지
말 것.

붙이는 타입의 티눈용 연고는 주의해서 사용하자 ────────

TIP

시중에 판매하는 티눈용 붙이는 타입 외용약에는 주의하자. 티눈이라고 착각해서 사마귀에 사용하
면 바이러스가 각질 안으로 들어가서 악화하기 쉽다. 또 티눈이라 해도 외용약으로 인해 각질이 물
러지면 환부의 경계를 알기 힘들어서 깎아내기 어려워진다.

갈라짐에는 보습을 자주 할 것

밀봉 케어로 발뒤꿈치를 매끄럽게

각질이 건조해 피부 세포의 재생이 흐트러져서 생기는 것이 갈라짐이다. 최고의 대책은 보습을 철저하게 하는 것이다. 보습 효과가 있는 바셀린, 요소나 살리실산 같은 각질을 부드럽게 하는 성분을 포함한 크림이나 염증을 가라앉히고 피부를 보호하는 아연화 연고 등 시중에 판매하는 것이라도 상관없으니 자주 바르자.

보습제에는 다양한 유형이 있다. 연고나 바셀린 등 끈적하고 점성이 높은 것은 보습력이 높지만, 보습력은 여러 번 바르는 것으로도 높일 수 있다.

며칠 동안 보습제를 발라도 개선되지 않을 때는 보습력이 더 높은 '밀봉 케어'를 시도해 보자. 이는 의료 현장에서도 시행하고 있는 방법으로 '밀봉 붕대 요법'이라는 것이다. 외용제를 도포하고 랩 등으로 덮어 피부의 수분 증발을 막으면서 약의 성분을 침투시키는 방법이다. 이는 시중에서 판매하는 크림 등으로 집에서도 쉽게 할 수 있다.

다만, 랩으로 밀봉한 상태로 하룻밤 자는 것은 피해야 한다. 각질이 불어서 방어막 기능이 저하되고 건조한 상태를 유지하지 못하는 경우가 있기 때문이다. 우선은 30분 정도만 하고 개선 상태를 확인해 보자.

　부드러워진 각질은 파일로 조금 손질하여 매끄럽게 만드는 것
도 좋지만, 표면이 거친 경석은 각질을 과하게 깎아내서 출혈이
나 상처의 원인이 되므로 피해야 한다. 또한 각질의 갈라짐은 각
질과다형 무좀에 의해서도 생기기 때문에 보습을 해도 좀처럼 좋
아지지 않을 때는 빨리 피부과에 가야 한다.

발바닥 갈라짐에는 밀봉 케어

각질을 부드럽게 하는 크림으로 집에서도 쉽게 할 수 있다.

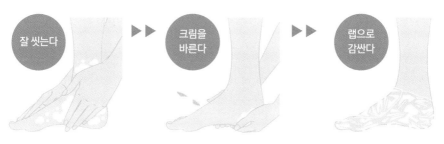

잘 씻는다　▶▶　크림을 바른다　▶▶　랩으로 감싼다

땀이 차기 쉬워서 잡균의 온상이 되기 쉬운 발. 케어 전에는 반드시 씻어서 청결하게 하자. 발가락 사이도 씻고 물기를 잘 말린다.

요소, 살리실산 같은 각질을 부드럽게 하는 성분을 포함한 크림을 바른다. 각질에 스며들도록 정성스럽게 바르자.

랩으로 감싸면 수분을 가둬서 성분이 각질에 침투하기 쉬워진다. 우선은 30분 정도만 하자.

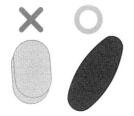

추가로 사용한다면, 경석보다 파일을

경석은 표면이 거칠어서 각질을 과하게 깎아내는 경우도 있다. 추천하는 방법은 표면이 거칠지 않은 파일을 사용하는 것. 한 방향으로 움직여서 발뒤꿈치 표면을 문지르는 정도로 사용하자.

발바닥의 이런 신호에 주의하자

발바닥에 생기기 쉽다
멜라노마

피부암 중에서도 악성도가 가장 높은
악성흑색종(멜라노사이트)은 온몸 어디에나 생기지만, 특히
발바닥에 많이 생긴다. 모양이 좌우 대칭이 아니며 경계가
불분명하고 피부 얼룩이 있다. 조기 발견이 중요하므로
7mm 이상이 되기 전에 피부과에서 진단받는 것이 좋다.
서양인에 비하면 발생빈도가 낮은 암이지만, 발병하면
진행이 빠르다. 평소 신경 쓰이는 점이 없는지 발을
관찰하는 습관을 갖도록 하자.

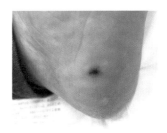

보기만 해서는 구별할 수 없다
갈라짐과 각질과다형 무좀

피부과 의사조차 현미경으로 보지 않으면 판별할 수 없는 것이 갈라짐과
각질과다형 무좀이다. 이 무좀은 발뒤꿈치나 발바닥 피부가 딱딱하고 두꺼워지며
가려움증은 별로 없다.

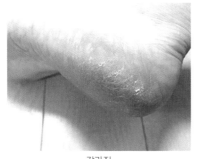

갈라짐

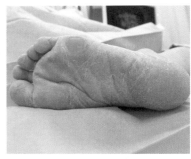

무좀(각질과다형)

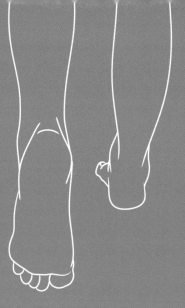

4장

종아리를 제대로
사용해 다리의
혈관 질환을 예방하자

정맥에는 하지정맥류, 동맥에는 폐색성 동맥경화증.
다리는 혈관에도 질병이 생긴다.
각 혈관의 특징과 함께 다리 관련 질병에 관한
셀프 케어 방법을 알아본다.

다리의 혈관도 막히면 병이 된다

심장이나 뇌와 다르게
다리는 정맥도 막힌다

혈관 질환이라고 하면 심장이나 뇌 혈관을 떠올리는 사람이 많을 것이다. 심장이나 뇌에서 혈관이 막히는 것에 의한 심근경색이나 뇌경색은 잘 알려져 있다. 그런데 혈관 질환은 다리에도 발생한다. 하지만 조금 다른 점은 다리의 경우 정맥에서도 일어난다는 것이다.

심근경색과 뇌경색에서 혈관 질환이 발생하는 것은 거의 동맥이지만, 다리 혈관의 경우 동맥뿐 아니라 정맥에서 발병하는 경우도 많다. 그리고 각 혈관의 특징에 기인한 질병이 발생한다.

그렇다면 그 특징이란 무엇일까?

우선 동맥은 심장에서 내보낸 혈액을 몸 구석구석까지 전달하는 역할을 한다. 심장에 의해 강한 힘으로 밀려 나온 혈액의 압력을 견딜 수 있도록 동맥의 벽은 두껍고 튼튼하다. 또 동맥에 흐르는 혈액은 영양소를 잔뜩 가지고 있다.

그렇기 때문에 벽에 죽종(동맥의 벽에 지방이 침착되어 동맥 내막이 두꺼워져 판과 같이 솟아 올라와 있는 상태)이라는 지질 덩어리가 생기기 쉽다. 동맥경화의 하나인 이것이 다리 혈관에서 발생하는 것이 '하지 폐색성 동맥경화증'으로 남성에게 압도적으로 많이 나타난다.

반대로 혈액을 심장으로 돌려보내는 역할을 하는 정맥은 어떨까? 정맥 내의 혈압은 동맥보다 훨씬 낮기 때문에 벽이 얇고 부드러우며 굽실굽실하다. 그리고 안쪽에 동맥에는 없는 혈액 역류를 방지하는 八자 모양의 정맥 판막이 있다.

이 판막이 손상되어 혈액이 한 부분에 쌓여 혹처럼 변하는 것이 '하지정맥류'이다. 여기서 '류瘤'라는 것은 혹을 말한다. 정맥 벽이 부드럽기 때문에 혈액이 고여서 혹이 되는 것이다. 경도라면 혈관이 뿌옇게 보이는 정도지만, 심해지면 혹처럼 변한다.

동맥에서는 심장의 펌프 작용으로 혈액을 보내지만, 정맥에서 심장을 대신하는 것은 다리 근육이다. 다리를 움직이면 근육의 펌프 작용으로 정맥의 혈액을 밀어 올릴 수 있는 것이다.

하지만 장시간 앉아 있거나 장시간 서 있거나 하면 그 펌프 작용이 제대로 일어나지 않는다. 그 때문에 정맥 내에서 혈액이 정체되고 굳어서 혈전이 생기게 된다. 이를 '심부정맥 혈전증'이라고 한다. 이 내용들은 다음에 나오는 그림에서 자세히 알아보자.

다리의 혈관 질환은 동맥과 정맥에 따라 다르다

벽이 두껍고 영양이 풍부한 혈액이 흐른다

동맥

동맥은 심장에서 내보내는 혈액의 압력에 견딜
수 있도록 탄성 있고 두꺼운 벽으로 되어 있다.
영양이 풍부한 혈액이 흐르기 때문에 지질 등이
벽에 쌓여서 동맥경화를 일으킨다.

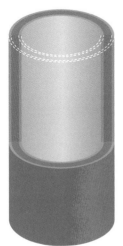

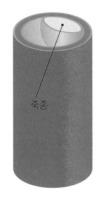

죽종

단면   외막

중막

내막

세 개의 층으로 이루어진 동맥. 내막은 평평한
세포층이지만, 중막은 평활근이라는 근육과 콜라겐,
탄성섬유로 이루어져 있다. 이 중막이 탄력성의
근원이다.

다리의 동맥이 동맥경화를 일으키면
하지 폐색성 동맥경화증이 된다

동맥경화에는 몇 가지 종류가 있는데, 전형적인 것이 내막에
콜레스테롤 등의 지질이 쌓여서 죽종이라는 덩어리가 생긴 상태의
'죽상동맥경화'이다. 이로 인해서 혈관이 좁아지거나 막히면서 혈액
순환이 악화된다. 다리에 생긴 경우, 발끝까지 영양소나 산소를 충분히
보낼 수 없는 '하지 폐색성 동맥경화증'이 된다. 다리에 냉증이나 저림이
발생한다.

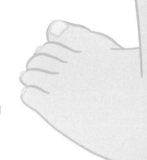

역류를 방지하는 판막이 질병의 열쇠가 된다

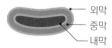

정맥 벽은 얇고 굽실굽실하다. 또 동맥과 달리
안쪽에는 八자 모양의 판막이 붙어 있어서
혈액의 역류를 방지한다. 정맥 판막은 특히 손발
정맥에 많다.

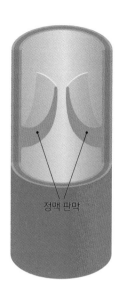

단면 외막
중막
내막

정맥 판막

동맥과 비교하면 중막이 얇고 탄력이 떨어진다.
그만큼 내압이 올라가면 부풀어 올라서 대량의
혈액을 모을 수 있다.

다리 정맥 판막이 손상되면
하지정맥류가 된다

정맥 판막은 혈액이 발 쪽으로 역류하는 것을
방지한다. 하지만 판막이 손상되면 혈액이 정맥 안에
쌓여 정맥 벽이 확장되고 굵어진다. 이것이 악화되어
구불구불해진 상태가 '하지정맥류'다.

역류   정상인 상태

혈전이 생기면 심부정맥 혈전증이 된다

장시간 앉아 있거나 혹은 자고 있는 상태가 계속되면 다리의
근육 펌프가 기능하지 않기 때문에 정맥 안에서 혈액이 정체되어
혈전이 형성된다. 이것이 '심부정맥 혈전증'이다. '이코노미
클래스 증후군'이라고도 부른다.

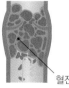

혈전

하지정맥류는 심해져도 눈치채기 어렵다

정맥 질환인 하지정맥류는 사실 매우 많은 사람에게 나타난다. 오래된 조사지만, 30~49세 55%, 50~69세 61%, 70세 이상 75%에게 정맥류가 있다는 보고가 있다. 또 출산 경험이 있는 여성 2명 중 1명, 즉 절반에게 발병하고 있다는 조사 결과도 있다.

앞서 언급했듯이 정맥의 펌프 역할을 하는 다리 근육은 신축함으로써 혈액을 심장 쪽으로 밀어 올린다. 그러나 계속 앉아 있거나 계속 서 있는 직업을 가지고 있거나, 운동 부족이거나 하면 혈액을 좀처럼 밀어 올릴 수 없다. 그 때문에 점점 혈관에 혈액이 쌓여 정맥이 부어 오르게 된다. 그 결과 정맥 판막이 손상되어 혈액이 역류한다. 게다가 정맥 벽이 늘어나서 혈관의 확장이 두드러지게 된다. 이것이 '하지정맥류'가 생기는 과정이다.

하지정맥류에는 단계가 있어서 거미줄 상태로 얽혀 있는 혈관이 보이는 상태가 가장 경도이다. 그러나 심해져도 다리의 피로감이나 부종, 무거움을 느끼는 정도이므로 알아차리기 어렵다.

또한 정맥이 정체되었기 때문에 혈전이 생겨 막히는 '심부정맥 혈전증'은 오랜 시간 같은 자세로 있거나 수술 후 다리 운동을 하지 못하는 상태가 계속되어 생긴다. 그리고 걷기 시작했을 때

그 혈전이 혈액의 흐름을 타고 폐동맥으로 옮겨져서 그 혈관을 막아 버리는 '폐색전증'이라는 병이 되기도 한다. 이는 중병의 경우는 죽음에 이르는 일이 있을 정도로 심각한 질병이다.

하지정맥류의 다섯 가지 유형

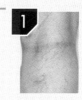

모세혈관확장증
피부 표면의 모세혈관이 확장된 정맥류. 거미줄처럼 퍼지기 때문에 이러한 이름이 붙었다. 자각 증상은 없다.

망상정맥류
피하의 작은 혈관이 확장된 정맥류. 정맥이 파랗게 튀어나와서 그물코처럼 보이기 때문에 이런 이름이 붙었다. 자각 증상은 없다.

경증

가지정맥류
피부 아래를 지나가는 복재정맥에서 갈라져 나온 가느다란 정맥에 일어나는 정맥류. 혹이 다소 눈에 띄지만, 자각 증상은 없다.

외음부정맥류
여성의 허벅지, 외음부, 허벅지 안쪽 정맥류. 임신이나 출산 시 난소 주변 정맥류에서 발생해 생리 때마다 통증이나 부종이 있다.

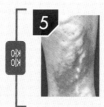

복재정맥류
복재정맥의 판막이 손상되어 생긴 정맥류로 정맥의 지름이 4mm 이상이 된 상태. 나른함, 부종, 울혈성 피부염 등이 생긴다.

중증

종아리를 제대로 사용하며 걷는 것이 중요

하지정맥류는 걸으면서 예방할 수 있다

정맥의 경우는 모든 질병이 '같은 자세로 다리를 움직이지 않는 것'에서 발생한다. 그래서 다리 정맥의 질병을 예방하려면 정맥의 혈액이 심장을 향해 제대로 흐를 수 있도록 평소에 신경을 써야 한다. 그러기 위해서는 종아리를 가능하면 의식해서 움직이는 것이 중요하다.

종아리를 움직이려면 아주 약간이지만, 평소 걸음걸이에도 신경을 써야 한다. 종아리를 충분히 움직이려면 발뒤꿈치 중심의 후방 하중으로 걷지 말 것. 비만 체형인 사람에게 많이 나타나는데 쿵쿵거리듯이 중심이 뒤쪽에 가 있는 걸음걸이는 종아리를 전혀 사용하지 않는 걸음걸이다. 한 걸음 발을 앞으로 내밀었다면 제대로 발뒤꿈치를 들어 올리고 엄지발가락으로 확실하게 지면을 차 낼 것. 또 조금 큰 보폭으로 걷는 것과 가능하면 계단을 사용하는 것도 종아리를 잘 움직이는 방법이다.

하지정맥류를 예방하려면 다음 페이지처럼 여섯 가지 셀프 케어를 추천한다. 서서 일하는 사람은 낮에 다리를 올리고 쉴 수 있다면 좋을 것이다. 앉아서 일하는 사람은 집에 돌아와서 다리를 올리고 휴식을 취하면 좋다.

낮에는 압박 스타킹을 착용하는 것도 하나의 방법이다. 경도, 약압, 중압, 강압의 다양한 압박 강도가 있지만 예방하는 의미에서는 경도의 압박 강도로 충분하다. 다만, 압박 스타킹을 신는 것만으로는 의미가 없다. 다리 근육 펌프 작용을 증강하려면 역시 자주 움직여야 한다.

또 하지정맥류를 예방하려면 체중을 관리하는 것도 중요하다. 급격한 체중 증가나 비만은 하체의 혈액 순환을 원활하지 못하게 한다. 정맥 판막은 한번 손상되면 자연적으로 회복되지 않는다. 하나의 판막이 손상되면 혈액이 역류해 그 아래 판막에도 부담이 간다. 그리고 그 아래 판막이 손상되면 또 그 아래 판막에 부담이 가서 점점 판막이 손상되어 다리가 부어오른다.

정맥 판막은 몸 안에 수십 군데나 있다. 예를 들어 임신 중 판막이 하나 손상되었다고 해서 바로 하지정맥류 증상이 나타나는 것은 아니다. 그러나 자각 증상이 없는 사이에 점점 진행되어 20년, 30년 지나서 정맥류 특유의 증상이 나타나는 경우도 있다. 하지정맥류 예방에는 체중을 조절하려는 의식을 갖는 것도 중요하다.

하지정맥류를 예방하는
여섯 가지 방법

하지정맥류를 예방하려면 적당한 운동을 하고 종아리 근력을 높일 것. 또 다리를 가능하면 위로 두고 정맥 내의 혈액이 정체되지 않도록 하는 것도 중요하다.

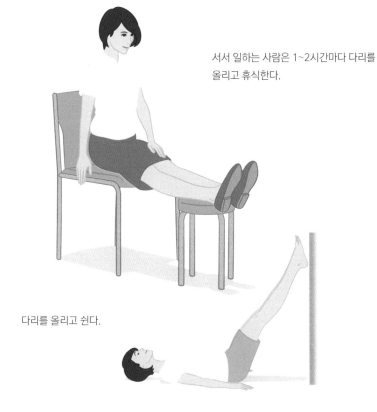

서서 일하는 사람은 1~2시간마다 다리를 올리고 휴식한다.

다리를 올리고 쉰다.

발끝을 편안한 자세로 올리고 잔다. 무릎 아래 전체를 높게 하면 좋다.

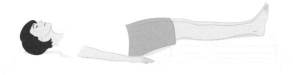

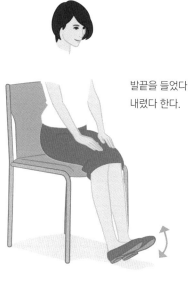

발끝을 들었다
내렸다 한다.

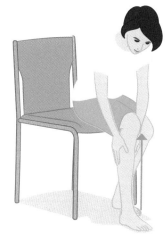

종아리 주변을 위쪽으로 마사지한다.

양다리를 올리고
물장구치듯 흔든다.

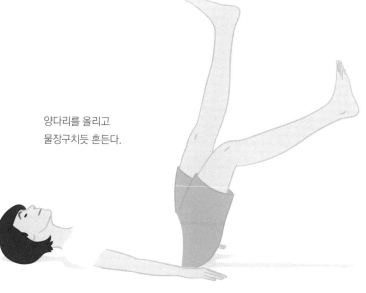

다리 동맥 질환을 예방하려면

균형 잡힌 식사와 더불어 운동을 하자

그렇다면 다리 동맥은 어떻게 건강하게 유지해야 할까? 동맥은 심장에서 전신으로 혈액을 골고루 퍼지게 하는 역할을 담당하고 있다. 원래 동맥 벽은 튼튼하고 탄성이 풍부하지만, 동맥도 노화에 따라 혈관 벽이 굳어서 탄력을 잃게 된다.

이와 같은 상태가 동맥경화이다. 동맥경화는 온몸 곳곳에서 일어날 가능성이 있다. 심장 혈관인 관상동맥에 동맥경화가 일어나서 혈전이 막히는 것이 심근경색이다. 그리고 뇌혈관이 동맥경화되어 동맥이 혈전으로 막히는 것이 뇌경색이다. 그리고 앞서 설명한 것처럼 다리에 생기는 동맥경화는 하지 폐색성 동맥경화증이라고 한다.

다리의 동맥경화에 의해 협착(혈관이 좁아짐)이나 폐색(혈관이 막힘)이 생기면 혈액의 흐름이 원활해지지 못해서 발끝까지 영양이나 산소를 충분히 보낼 수 없다. 그러면 다리의 냉증이나 저림과 같은 증상부터 시작해 걸을 때 종아리에 통증이 생기는 예도 있다. 이를 간헐성 파행이라고 한다. 더욱 진행되면 아무것도 하지 않아도 다리가 아프고(안정 시 통증), 다리에 궤양이나 괴저가 발병할 수도 있으므로 주의해야 한다.

이러한 것들을 예방하는 데 필요한 것은 바로 균형 잡힌 식사다. 동맥경화 예방에는 채소를 중심으로 주식, 주요리, 반찬을 갖춘 식사를 하는 것이 중요하다. 우선 채소로 배를 채우고 지방이 많은 육류나 튀김을 삼가고 밥이나 면류를 너무 많이 먹지 않도록 주의해야 한다.

또 걷기 등의 유산소 운동을 주 2회 20분씩은 할 것, 뇌와 몸의 피로 회복을 위해서 양질의 잠을 잘 것, 스트레스를 받지 않을 것. 그리고 금연해야 한다. 담배 한 개비를 피우는 것만으로도 혈관 수축이 30분 이상 계속되기 때문이다. 혈관이 수축하면 혈압도 상승한다. 또 활성 산소가 대량으로 발생하여 혈관을 공격하고 동맥경화를 촉진하게 된다.

발은 꼼꼼하게 살펴보자. 동맥경화에 의해 협착이나 폐색이 심해지면 발에 혈류가 적어진 만큼 발등에 털이 나지 않게 된다. 모공이 줄어들어서 피지를 분비하는 피지샘도 사라져 발은 건조해진다. 그리고 발뒤꿈치가 거칠거칠해지고 그 부분이 갈라지기도 한다. 발톱도 자라기 어렵고 안으로 말리는 발톱이 되거나 발톱이 두꺼워지기도 한다. 또 굳은살이 생기면 상처가 생기기 쉬워져서 궤양으로 이어질 수도 있다. 당뇨병이 있는 사람은 특히 주의해야 한다.

다리의 동맥경화가 의심될 때는 검사를 받자

만약 다리가 저리거나 통증이나 냉증을 느낄 때는 의료기관에서 ABI 검사
(동맥경화도 검사)를 받자. ABI 검사는 양팔, 양 발목의 혈압을 측정하는 검사
지만, 다리의 동맥경화 지표가 된다.

다리의 동맥경화를 빨리 발견하면 생명을 빼앗는 심근경색이나 뇌경색의
위험을 줄일 수도 있다. 다리 혈관의 건강을 지키는 것은 결국 몸 전체의 건
강을 지키는 것으로 이어진다.

다리의 동맥경화를 예방하는 여섯 가지 생활 습관

다리의 동맥경화를 예방하려면 금연은 말할 것도
없고 운동으로 다리를 움직여 혈액 순환을 원활하게
해야 한다. 또 스트레스가 쌓이면 교감신경이 긴장해
혈관이 수축하므로 스트레스 해소에도 신경을 쓸 것.

다리의 동맥경화 ABI 검사가 도움이 된다

ABI 검사는 팔과 발목의 혈압을 비교하는 검사다.
발목의 최고 혈압을 발의 최고 혈압으로 나눠서
그 값이 0.9 이하인 경우는 다리 혈관이 막혀
있을 가능성이 크다고 여겨져 하지 폐색성
동맥경화증으로 진단한다. 진단 시간은
15~20분 정도이며 외래에서 간단히 검사할
수 있다.

1. 채소 위주의 균형 잡힌 식사를 하고 양을 80%로 줄인다.
2. 주 2회, 각 20분씩 운동을 한다.
3. 양질의 잠을 잔다.
4. 금연
5. 스트레스를 쌓아두지 않는다.
6. 발 케어(스트레칭이나 마사지)

결과

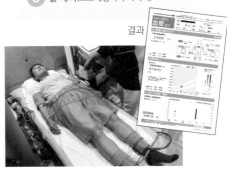

하지 폐색성 동맥경화증의 증상 분류

포테인의 분류 Fontaine classification	1단계	2단계	3단계	4단계
경증 → 중증	**무증상** ·발이 저린다. ·발이 차갑다.	**간헐성 파행** ·일정 거리를 걸으면 발이 아파서 걸을 수 없다. ·조금 쉬면 다시 걸을 수 있게 된다.	**안정 시 통증** ·휴식을 취하고 있어도 발이 아프다.	**궤양·괴저** ·궤양(피부 일부가 짓물러서 무너진 상태)이 생긴다. ·더 진행되면 괴저가 생긴다.

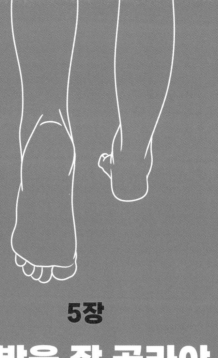

5장

신발을 잘 골라야
아프지 않다

하이힐을 신으면 발의 장심, 복사뼈에 영향을 미친다.
신발 고르는 데 애를 먹고 있는 사람을 대상으로 발 전문 병원이
추천하는 신발 고르는 포인트를 소개한다.
또 하이힐을 신은 후의 관리 방법에 대해서도 알아본다.

체중을 지탱하는 복사뼈에 부담을 주는 하이힐

하이힐은 굽 4cm 이하가 바람직하다

여성의 경우 직장이나 공식적인 행사 등 다양한 경우에 하이힐을 신는 일이 많다. 그러나 안타깝게도 굽이 높은 구두는 발에 큰 부담을 준다. 오른쪽의 엑스레이 사진에서도 알 수 있듯이 하이힐을 신으면 발뒤꿈치가 상당히 위로 올라가고 발 전체가 앞으로 쏠려서 발끝에 체중이 실린다. 그리고 발끝은 하이힐 모양으로 눌려서 발가락이 꽉 압박되므로 발 관절이 서서히 변형되는 것으로 이어진다.

미국 족부의학에서는 발에 부담을 주지 않기 위해서라도 굽의 높이는 4cm 이하로 억제하는 것이 바람직하다고 여긴다. 만약 직업 때문에 꼭 하이힐을 신어야 한다면 필요할 때만 착용하고 자주 갈아 신는 것을 추천한다.

굽이 높은 신발을 신고 걸으면 특히 정강이뼈 아래에 있는 목사뼈에 영향을 미친다. 복사뼈란 발과 다리를 이어주고 서기, 걷기를 할 때 동작의 지점이 되는 작은 뼈다.

하이힐은 이런 영향을 미친다

하이힐은 경사면 위에 서 있는 것과 같다. 발의 앞쪽에 체중이 실리기 때문에 굳은살이 생기거나 앞으로 미끄러지면서 무지외반증이나 소지내반증이 되기도 한다. 또 복사뼈가 불안정해진다.

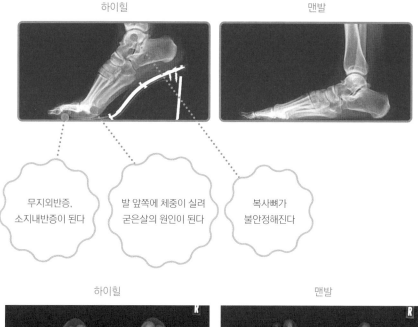

하이힐   맨발

무지외반증,
소지내반증이 된다

발 앞쪽에 체중이 실려
굳은살의 원인이 된다

복사뼈가
불안정해진다

하이힐   맨발

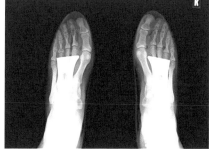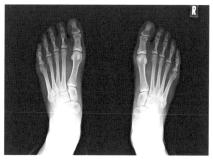

구두의 굽이 높을수록 발에는 부담이 간다. 왼쪽 위 엑스레이 사진에서도 발가락의 관절에 무게가 실려 있는 것을 알 수 있다. 또 왼쪽 아래의 엑스레이 사진은 위에서 촬영한 것이다. 엄지발가락 끝이 새끼발가락 쪽으로 구부러져서 변형되어 있다. 하이힐을 신을 수 있는 체력을 가진 것은 기쁜 일이지만, 무지외반증의 원인이 되기도 하므로 장시간 계속 신는 것은 피하자.

하이힐을 신으면
복사뼈가 불안정해진다

복사뼈가 어디에 있는가 하면, 위쪽에 정강이뼈와 종아리뼈, 앞쪽은 안쪽 복사뼈 앞의 주상골(발배뼈), 뒤쪽은 발뒤꿈치의 발꿈치뼈 사이에 있다.

복사뼈는 위에서 보면 앞이 넓고 뒤가 좁으며 사다리꼴과 같은 모양을 하고 있다. 그리고 앞쪽의 넓은 부분이 정강이의 2개의 뼈에 있는 소켓 같은 부분에 딱 들어가 있다.

하이힐을 신으면 발뒤꿈치가 올라가서 발목 관절인 족관절은 발바닥 쪽으로 굽혀진 상태(발끝이 내려가 있는 상태)가 된다. 이때 복사뼈 뒤는 폭이 좁고 고정되어 있지 않은 만큼, 발목은 좌우로 흔들려 불안정하다.

서거나 앉을 때, 발목이 불안정한 상태에서 자세를 똑바로 유지해야 하므로 다리 근육에 부담을 주게 된다. 종아리의 둥근 부분을 형성하는 장딴지근(비복근), 종아리 심층부에 있는 후경골근, 종아리뼈의 후방을 통과하는 비골근 등 많은 근육을 긴장하게 한다. 하이힐을 신은 후, 다리가 무겁고 피로감을 느끼는 것은 이런 이유 때문이다.

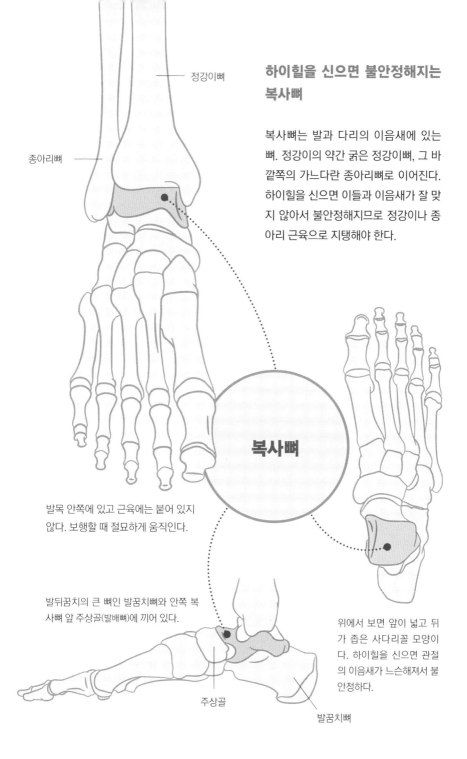

정강이뼈

종아리뼈

하이힐을 신으면 불안정해지는 복사뼈

복사뼈는 발과 다리의 이음새에 있는 뼈. 정강이의 약간 굵은 정강이뼈, 그 바깥쪽의 가느다란 종아리뼈로 이어진다. 하이힐을 신으면 이들과 이음새가 잘 맞지 않아서 불안정해지므로 정강이나 종아리 근육으로 지탱해야 한다.

복사뼈

발목 안쪽에 있고 근육에는 붙어 있지 않다. 보행할 때 절묘하게 움직인다.

발뒤꿈치의 큰 뼈인 발꿈치뼈와 안쪽 복사뼈 앞 주상골(발배뼈)에 끼어 있다.

위에서 보면 앞이 넓고 뒤가 좁은 사다리꼴 모양이다. 하이힐을 신으면 관절의 이음새가 느슨해져서 불안정하다.

주상골

발꿈치뼈

무지외반증이라면 펌프스를 피해야 한다

굽 있는 신발 중
가장 안정적인 것은 부츠

굽 있는 신발 중에서도 특히 발이 불안정해지는 것은 펌프스다. 발목도 발등도 고정되어 있지 않아서 구두 안에서 발이 앞으로 미끄러지기 쉽다. 그러면 발 앞쪽에 체중이 집중되므로 발에 굳은살이 생기기 쉬워진다. 더욱이 앞으로 미끄러지면서 발 앞쪽이 신발 모양으로 꽉 눌리게 되어 엄지발가락이 두 번째 발가락 쪽으로 구부러지는 무지외반증이 되거나 새끼발가락이 네 번째 발가락 쪽으로 구부러지는 소지내반증이 되기 쉽다. 발가락의 관절에 있는 중족지관절에 무게가 실려서 엄지발가락의 인대가 느슨해져서 무지외반증이 진행되는 경우도 있다. 지금 이미 무지외반증을 걱정하고 있는 사람은 펌프스는 최대한 피하는 것이 좋다.

일본에서는 발의 아치가 무너져 평발이 된 여성이 많은데, 평발이면 발이 기울어지기 쉽다. 이를 확실하게 막아줄 수 있는 굽 있는 구두가 아니라면 점점 걷기 어려워진다. 편하게 걷는 것을 생각한다면 안쪽과 앞쪽 모두 발이 어긋나지 않도록 발등을 고정해주는 부티 종류가 좋다.

다만 여성은 발 앞쪽의 폭에 비해 발뒤꿈치의 폭이 좁은 사람도 많다. 그런 사람은 발등을 고정해도 발뒤꿈치가 확 빠지는 경

우가 있다. 가장 안정성이
높은 신발은 부츠다.
발등과 발뒤꿈치까지 감싸
여 있어서 굽이 있는 신발로
인해 발생하는 문제를 피하
는 데 도움이 될 것이다.

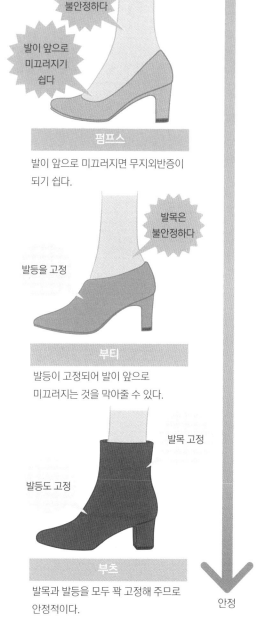

불안정

발목이
불안정하다

발이 앞으로
미끄러지기
쉽다

펌프스

발이 앞으로 미끄러지면 무지외반증이
되기 쉽다.

굽이 있는 구두의 경우, 앞으로
미끄러지는 것과 발목의 불안정
함이 문제. 그 때문에 발등도 발
목도 제대로 눌러주지 못하는 펌
프스는 가장 불안정하다. 한편,
굽이 있어도 부츠라면 이 두 가지
문제가 해결된다.

발목은
불안정하다

발등을 고정

부티

발등이 고정되어 발이 앞으로
미끄러지는 것을 막아줄 수 있다.

발목 고정

발등도 고정

부츠

발목과 발등을 모두 꽉 고정해 주므로
안정적이다.

안정

나에게 맞는 신발을 선택할 것

자기 발의 특성과 노화에 따른 변화를 알아야 한다

그렇다면 어떤 신발을 고르면 좋을까? 자기 발에 자연스럽게 딱 맞는 신발은 발의 노화 방지에 도움이 된다.

아식스 스포츠 공학 연구소의 발표에 따르면, 인간의 발 모양이나 걸음걸이는 50세를 경계로 크게 변화한다. 이 연구소에서는 3차원 발 모양 계측기나 보행 자세 측정 시스템 등으로 막대한 데이터를 분석하고 있다.

이곳의 발표에 따르면 무지외반증으로 고민하는 여성의 수는 남성의 2배라고 한다. 일본인 여성의 발은 50세를 지나면 발뒤꿈치가 앞 방향으로 점점 기울어져서 발 앞부분에 힘이 들어가기 쉬운 상태가 된다. 더욱이 노화에 의해 발의 가로 아치가 무너져서 발의 폭이 넓어지고 안쪽 세로 아치의 높이도 남녀 모두 낮아진다. 이로 인해 신발이 답답해져서 엄지발가락이 신발 속에서 눌리게 되는 것도 무지외반증이 급격하게 증가하는 하나의 요인이 된다.

무지외반증인 사람은 소지내반증도 함께 나타나는 경우가 많다고 한다. 노화와 함께 발의 아치 기능이 저하되면 꽉 끼어 답답한 신발, 맞지 않는 신발에 대해 대응하지 못하게 되는 것도 무지외반증이나 소지내반증이 진행되는 원인이 된다.

신발을 고르기 전에 우선 중요한 것은 자신의 발끝이 어떤 모양인지 관찰하는 것이다. 사람의 발끝 모양은 이집트형, 그리스형, 스퀘어형 이렇게 세 가지로 분류된다. 아시아에서 가장 많은 것은 엄지발가락이 가장 긴 이집트형이다. 발의 어느 발가락이 긴가에 따라 딱 맞는 신발 모양도 달라진다.

또 신발은 발의 길이만으로 골라서는 안 된다. 남성도 여성도 나이가 들면 발의 아치가 무너져서 발의 폭이 넓어진다. 같은 길이의 신발이라 해도 그 폭에 따라서는 아주 꽉 끼어서 답답한 신발도 있다. 제골기 등을 사용하여 직접 신발의 폭을 넓히는 것도 가능하지만, 슈즈 피팅 전문가가 있는 상점에 가서 자신의 현재의 발을 제대로 측정해 발에 딱 맞는 신발을 구입하는 것도 방법이다.

각 브랜드에 따라 신발 목형이 다르기 때문에 다양한 브랜드의 신발을 시착해 보고 '이 브랜드의 이 라인 신발은 내 발에 잘 맞는다'라고 파악해 두는 것도 중요하다. 이외에도 발꿈치뼈가 안정되도록 발뒤꿈치가 튼튼한 신발을 고르도록 한다. 그리고 지면에서 받는 충격을 흡수해서 발바닥에 부담을 주지 않도록, 발바닥은 단단하고 튼튼하며, 땅을 차 내는 동작을 하는 발가락의 관절이 제대로 구부러지는 신발을 고르자. 또 발등을 고정하는 것이 기능적으로 움직일 수 있으므로 신발 끈을 묶는 타입이 더 좋다.

나에게 맞는 신발 고르는 방법

사람의 발끝 모양은 크게 그리스형, 이집트형, 스퀘어형 이 세 가지 유형으로
나뉜다. 가장 많은 유형은 엄지발가락이 가장 긴 이집트형이다. 자기 발 모양을
알면 발 모양에 맞는 신발 목형을 찾기 쉽다.

나의 발은 어느 유형인가?

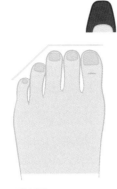 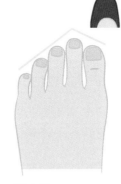 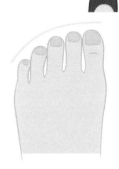

스퀘어형
엄지발가락과 둘째 발가락의
길이가 거의 같다. 이 경우는
발끝이 네모난 스퀘어형
신발이 잘 맞는다.

그리스형
둘째 발가락이
엄지발가락보다 길다. 발끝을
정점으로 좌우 대칭의 커브를
그리는 라운드형 신발이 잘
맞는다.

이집트형
엄지발가락이 가장 길다.
엄지발가락 부분부터
새끼발가락까지 비스듬히
커브를 그리는 오블리크형
신발이 잘 맞는다.

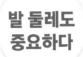

발 둘레도 중요하다

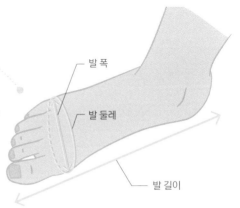

발 폭

발 둘레

발 길이

발 길이뿐 아니라 발 둘레도 선택할 수
있는 신발이라면 발에 더 잘 맞는다.
엄지발가락 관절부터 새끼발가락
관절을 따라 줄자를 한 바퀴 감은
길이가 발 둘레가 된다.

나에게 맞는 신발을 고르기 위한 체크 포인트

☑ **나의 발 사이즈에 맞을 것**
슈즈 피팅 전문가가 있는 상점에서 발을 계측하자.

☑ **발뒤꿈치가 튼튼하게 만들어져 있다**
발뒤꿈치가 튼튼한 신발은 발목이 안정되기 쉽다.

☑ **발가락 관절 부분이 구부러진다**
발을 차 내는 동작을 하는 부분이 구부러진다.

☑ **신발 밑창은 단단한 것으로**
밑창이 부드러우면 쉽게 지치거나 굳은살의 원인이 된다.

☑ **시착할 때는 가게 안을 걸어본다**
체중을 실으면 다르다. 가게 안을 걸어서 확인해 보자.

☑ **끈을 묶는 신발이 바람직하다**
발등을 고정해서 기능적으로 발이 움직이도록 한다.

☑ **발끝에는 약간의 여유를 두자**
발끝에는 1~1.5cm의 여유를 갖자.

하이힐을 신어야 한다면

없으면 발등에 별매 스트랩을 붙여도 좋다.

스트랩이 달린 것이 좋다.

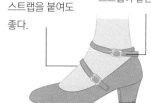

※ 둘 중 하나만 스트랩이 있어도 OK.

☑ **스트랩이 붙어 있는 것이 바람직하다**

☑ **굽의 높이는 4cm 이내로**
굽이 높아질수록 발에 걸리는 부담이 증가한다.

☑ **가느다란 굽보다는 두꺼운 굽으로**
가느다란 굽은 불안정하다. 넘어지거나 염좌의 위험도 크다.

☑ **웨지힐이 더 좋다**
걸을 때 충격을 분산하고 균형을 잡기 쉽다.

☑ **펌프스는 스트랩이 있는 것으로**
잘 벗겨지지 않고 앞으로 잘 미끄러지지 않는다. 발가락 변형 방지에도 좋다.

집에 돌아온 후의 관리

하이힐을 신은 날은 다리 마사지를 하자

하이힐을 신는 것은 될 수 있으면 최소한의 시간으로 하고, 하이힐을 신은 날은 집에 돌아와서 반드시 다리 마사지를 하자.

하이힐 때문에 짓눌렸던 발가락은 가위바위보의 '보' 모양으로 벌리고 발가락을 주물러 풀어 준다. 제대로 발가락을 스트레칭하지 않으면 발가락은 점점 굳는다.

그리고 하이힐을 신고 있을 때 계속 긴장하고 있던 종아리나 정강이 근육을 주물러 풀어 준다. 발과 다리의 피로를 다음날로 넘기지 않도록 자주 케어를 하는 것이 건강한 발의 수명 연장으로 이어지고 건강 수명 연장으로도 이어진다.

하이힐을 오래 신고 있으면 아킬레스건도 뻣뻣해진다. 앞에서 언급했듯이 아킬레스건이 굳으면 발의 아치를 무너트리면서 걸어야 하므로 발바닥의 족저근막에도 부하가 걸린다. 족저근막염이 생기면 발바닥이 아파서 평평한 신발도 신을 수 없게 되므로 그러한 사태를 피하기 위해서라도 반드시 아킬레스건을 늘여 주어야 한다.

다리를 마사지해 피로를 확실하게 풀어 주자

하이힐을 장시간 계속해서 신고 있으면 발가락이 굳어서 관절을 움직이기 어려운 상태가 된다. 밤에는 발가락을 벌려 스트레칭을 하자. 그리고 종아리 표층의 장딴지근(비복근)이나 다리 바깥쪽의 종아리뼈 주변 근육도 확실하게 주물러서 풀어 주자.

발가락은 '보' 모양으로 벌린다

신발 때문에 구겨져 있던 발가락을 힘껏 벌리자. 페디큐어용 발가락 세퍼레이터를 사용하는 것도 방법이다. 이것만으로도 시원함을 느낄 것이다.

장딴지근을 잘 주물러 풀어 준다

종아리의 부풀어 오른 부분을 잡고 주무른다. 하이힐을 신고 있을 때는 종아리의 장딴지근을 사용하고 있으므로 피로를 풀어 주는 것이 중요하다.

다리의 바깥쪽과 안쪽을 주무른다

종아리뼈의 뼈 머리 아랫부분을 풀어 주고 다리 바깥쪽과 안쪽을 전면적으로 주물러 풀어 준다.

종아리뼈의 뼈 머리

질병에 따라 처방하고 발에 맞추어 만든다
의료용 깔창은 '발의 처방약'

무지외반증이나 족저근막염 등으로 걸을 때 통증이 나타나는 사람은 신발 바닥에 까는 의료용 깔창을 의사가 '처방'한다. 이는 말하자면 '발의 치료약'이다.

일반적으로 판매되고 있는 기성 깔창과 달리 증상에 따라 의사가 처방하고 그 사람의 발에 맞게 의지 보조기 기사가 제작한다. 의료용 깔창의 목적은 주로 세 가지다.

❶ 통증이 있는 곳에 가해지는 충격을 감소시켜서 부드럽게 압력이 가해지도록 한다.
❷ 아픈 곳에 모여 있는 체중을 분산시키기 위해서 발바닥의 장심이나 발가락 관절 등을 들어 올린다.
❸ 발뼈의 배열을 바르게 한다. 사람마다 다른 통증의 원인을 조사하여 통증을 완화하기 위한 깔창의 방향성을 의지 보조기 기사에게 지시한다.

족부의학에서는 아치 교정을 하려면 부드러운 것이 아니라 단단한 깔창을 사용하는 것이 특징이다.

발바닥의 쿠션 역할을 하는 지방은 노화와 함께 줄어들게 된다. 그 때문에 걸을 때 발바닥에 충격이 집중되어 통증이 생긴다는 사람도 있다. 그런 사람에게는 발바닥에 히알루론산을 주입하는 최신 치료법도 있다. 얼굴의 잔주름 개선을 위해 사용하는 히알루론산을 각 발에 2.5~5cc 정도 주사한다. 안타깝게도 반 년 정도면 조금씩 줄어들지만, 통증은 경감시킬 수 있다.

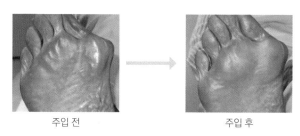

| 주입 전 | 주입 후 |

발바닥에 히알루론산을 주입하면 쿠션 역할을 해서 발바닥을 디뎠을 때 충격이 약해진다.

단단한 깔창으로 발의 밸런스를 교정

의사의 진찰 후, 필요하다고 판단된 경우는 발 본을 떠서 처방을 바탕으로 주문 제작 깔창을 의지 보조기 기사가 제작한다.

운동화용, 펌프스용, 하이힐용 이렇게 세 가지 종류가 있다. 운동화용 깔창이라면 증상 개선을 위해 기능을 모두 가진 것을 만들 수 있지만, 펌프스용의 경우는 발뒤꿈치를 얇게 만들거나 발가락 쪽 소재는 조금 자르는 등 기능을 조금씩 제외하게 된다. 5cm 이상되는 힐은 치료용으로 효과적인 것을 만들기는 어렵다.

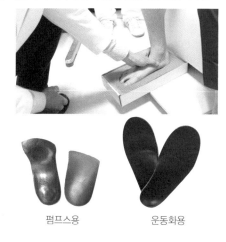

| 펌프스용 | 운동화용 |

바르게 신발을 신는 방법을 배우자

1 신발을 신었으면 먼저 발뒤꿈치의 위치를 맞춘다. 2 발뒤꿈치로 지면을 탕탕 두드리면 위치를 맞추기 쉽다. 3 발끝에 조금의 여유를 두고 발뒤꿈치가 제대로 맞는 것을 확인했다면 신발 끈을 묶어서 발목을 확실하게 고정한다.

신발 안에서 앞으로 미끄러지지 않도록, 내부는 미끌미끌한 소재보다 스웨이드 등이 깔려 있어서 발바닥과 마찰을 일으켜 발이 앞으로 미끄러지는 것을 막아 주는 것이 좋다. 발가락 끝부분에 완충재가 내장된 유형이나, 발바닥의 부분에 볼록함이 있는 유형도 발이 미끄러지지 않게 해준다.

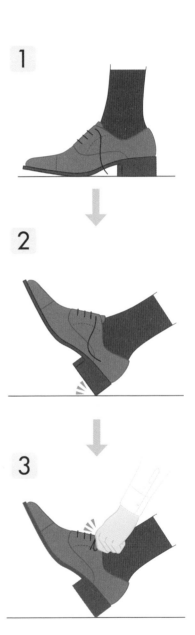

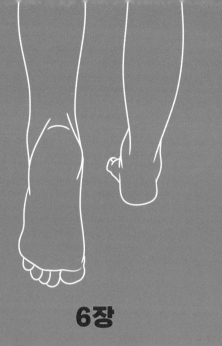

6장

발과 전신의 질병인
당뇨병, 통풍,
류마티스 관절염

통증이 있다? 통증이 사라진다? 통증의 신호를 알아두자.
발에 증상이 나타나는 전신 질환인 당뇨병, 통풍,
류마티스 관절염에 관한 신호와 원리 등을 설명한다.

같은 생활습관병이라도 발의 증상은 대조적

통증이 심한 통풍,
통증을 느끼기 힘든 당뇨병

발에 전신 질병의 증상이 나타나는 경우가 있다. 남성에게 많이 나타나는 생활습관병으로 대표적인 것은 당뇨병과 통풍(고요산혈증)이지만, 이 두 가지는 통증이라는 점에서는 대조적이다.

갑자기 발의 엄지발가락 관절이 빨갛게 부어오르고 극심한 통증이 나타나는 통풍. 혈중 요산이 7.0mg/dL 이상이 되면 고요산혈증이라고 진단받는다.

이 고요산혈증의 합병증 중 하나가 통풍 발작이다. 요산이 결정화되어 관절에 쌓이고 그것이 떨어져 나갈 때 통증이 발생하는데, 그 위치는 엄지발가락 뿌리에 있는 첫 번째 발가락 관절인 경우가 많다.

단, 요산 수치가 높다고 해서 모두가 통풍에 걸리는 것은 아니다. 통풍의 계기가 되는 것은 과음, 과식이나 온도 저하, 격렬한 운동, 정신적 스트레스 등이다. 발작은 수일에서 일주일 정도면 잦아들지만, 치료하지 않고 방치하면 요산 수치가 높은 상태가 계속되어 염증이 반복되고 관절 파괴라고 해서 발가락뼈가 녹아버리는 경우도 있다.

고요산혈증은 과식이나 과음하는 습관이 있는 30~50대 남성

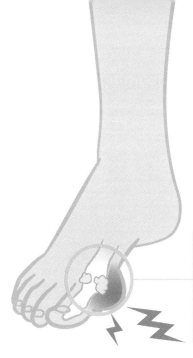

발이 아파서 참을 수 없는
통풍의 원인, 고요산혈증

통풍이 일어나기 쉬운 것은 엄지발가락
관절에 침착된 요산 결정이 온도 저하나 격렬한
운동 등으로 인하여 떨어져 나가 염증을
일으키면 새빨갛게 부어오른다. 첫 통풍 발작의
대부분은 엄지발가락의 뿌리에서 일어난다. 이는
통증이 심해서 걷지 못하게 될 정도다.

에게 많다. 여성은 여성호르몬 덕분에 요산 수치를 조절할 수 있
지만, 폐경 후에는 요산이 체외로 배출되기 어려워서 통풍 위험
이 커지므로 주의가 필요하다.

또 고요산혈증은 고혈압이나 당뇨병의 위험을 높이기 때문에
요산 수치의 이상을 발견했다면 치료를 추천한다. 요산 수치가
상승하지 않도록 조절하는 약물 요법이 확립되어 있다. 또한 간
이나 명란젓 등 푸린 유도체를 많이 함유한 식품을 줄이고, 알코
올 섭취를 줄이는 식이 요법도 중요하다.

우리가 특히 문제시하는 것은 당뇨병이다. 이쪽은 발에 통증
이 생기는 게 아니라 반대로 감각이 사라지기 때문이다.

굵은 혈관, 가느다란 혈관에 장애가 일어난다

자각 증상 없이 합병증이 생기는 당뇨병의 공포

당뇨병은 혈당 수치의 상승을 억제하는 인슐린이라는 호르몬의 부족이나 기능 저하로 인해 혈당치가 높은 상태가 계속되는 병이다. 당뇨병의 무서운 점은 자기도 모르는 사이 온몸에 합병증이 진행된다는 것이다.

혈당치를 내리지 못하고 혈액 속에 당이 과잉되면 혈액 속 단백질과 당이 결합하여 '당화'가 일어난다. 당화에 따라 생기는 AGE(당화종말산물)은 혈관 벽을 딱딱하게 혹은 무르게 만들거나 염증을 일으키거나 한다. 그 결과, 정상적으로 혈관 기능을 다 하지 못하게 되어 장기 곳곳에 합병증을 일으킨다.

굵은 혈관, 가느다란 혈관이 장애를 얻어서 뇌와 심장, 눈과 신장 등 전신에서 합병증이 일어난다. 미래에 이러한 합병증을 일으킬 가능성이 높다는 근거로 규정되어 있는 것이, 건강 검진 때 나타나는 공복 혈당 수치 126mg/dL 이상, 당화혈색소HbA1c 6.5% 이상이라는 수치다. 이 기준치를 초과하면 지금은 아무렇지 않아도 20년, 30년 후에 합병증을 일으킬 가능성이 높다는 것을 자각해야 한다.

발에 감각이 사라져 상처를 알아차리기 어려운 당뇨병

혈당치가 높은 상태가 계속되면 증상이 없는 가운데 합병증이 진행된다. 발에 생기는 합병증은 '당뇨성 족병변'이다. 통증을 느끼지 못하기 때문에 상처를 치료하지 못해서 궤양이나 괴저가 생기고 하지 절단으로 이를 위험도 있다.

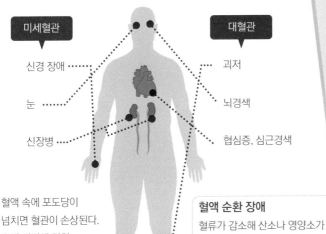

당뇨 합병증이 생기기 쉬운 부위

미세혈관

신경 장애
눈
신장병

대혈관

괴저
뇌경색
협심증, 심근경색

혈액 속에 포도당이 넘치면 혈관이 손상된다. 오랜 시간에 걸쳐 미세혈관(가느다란 혈관)이나 대혈관(두꺼운 혈관)이 손상되어 일어나는 합병증들이다.

혈액 순환 장애
혈류가 감소해 산소나 영양소가 말초까지 도달하기 어려워진다. 상처가 생기면 좀처럼 낫지 않는다.

신경 장애
신경 장애가 생겨 감각이 둔해지고 상처를 입어도 알아차리지 못해서 세균 감염을 일으키기 쉽다.

화상의 통증도 무좀의 가려움도 느끼지 못한다

당뇨병인 가족이 있다면
발 관찰은 특히 중요하다

당뇨병 합병증으로 발에 일어나는 것이 '당뇨병 족부병변'이다. 주로 신경과 혈관의 기능에 문제가 발생하며, 신경 장애로 발의 감각이 둔해지고, 상처나 화상을 입어도 전혀 알아차리지 못한다. 혈액 순환 장애로 인해 상처를 회복하는 면역이 정상적으로 기능하지 않게 되어 세균 감염을 일으키기 쉽다. 이 때문에 작은 상처가 궤양(피부 심층부까지 미치는 조직의 결손)이나 괴저(피부나 근육 등의 조직이 괴사하고 검은색이나 노란색으로 변한다)로 진행되고 때로는 발을 절단해야만 하는 사태가 벌어진다.

당뇨병 족부병변은 하지 절단율이 높고 재발률도 높기 때문에 절단에 이르지 않도록 혈당 조절을 하는 것이 매우 중요하다.

또한 통증뿐만 아니라 무좀에 걸려도 가려움을 느끼지 못한다. 당뇨병인 사람이 무좀을 방치하고 있으면 무좀에 의해 파괴된 피부 장벽으로 세균이 침입하여 진피나 지방 등의 피하조직에 감염을 일으키는 '봉와직염'이라는 세균 감염에 이르기도 한다. 이는 보통 감염된 부위가 새빨갛게 부어서 아프거나 고열이 나거나 하는데 당뇨병인 사람의 경우 그 증상도 나타나지 않는다. 그러나 세균은 피부 속으로 침입하면 할수록 몸에 더 큰 문제를 일으킨다.

통증을 느끼지 못하게 되면 자기도 모르는 사이에 중증으로 변한다. 그리고 만약 세균이 근막까지 침입한 경우 감염 부위를 넓은 범위로 절개하지 않으면 생명의 위험으로까지 이어진다.

당뇨병인 사람은 무좀의 위험이 높은데, 사실 당뇨병과 무좀은 밀접한 관계가 있다. 그러므로 가족 중에 당뇨병인 사람이 있다면 무좀에 대한 대책(p.80)은 확실하게 세워야 한다. 그리고 자기 발과 동거하는 가족의 발도 적극적으로 확인하는 것이 중요하다. 적어도 엄지발가락만이라도 무좀에 걸리지 않았는지를 확인하고 당뇨병인 사람에게 신경 장애가 없는지도 엄지발가락을 건드려서 확인한다.

그런데 '왜 손이 아니라 발에 증상이 나타나는가' 하고 의문을 품는 사람이 있을 것이다.

발끝은 머리나 심장으로부터 가장 멀기 때문에 혈관이나 신경이 장애를 일으키기 쉽고, 당에 의한 영향을 받기 쉽기 때문이다. 그러한 연유로 당뇨병 족부병변으로 입원한 환자는 키가 크고 다리가 긴 남성이 많다는 경향이 있다.

근육도 아킬레스건도 뻣뻣해지는 당뇨병
혈당 조절에 유용한
기기가 있다

고혈당을 지적받았다면 당질이나 칼로리에 치우치지 않는 식사를 하는 등 식단 개선이 중요하다. 식단 개선에 도움을 주는 것 중 하나가 집에서 스스로 혈당을 측정할 수 있는 기기다. 아침 식사를 건너뛰면 점심 식사 후의 혈당치가 올라가기 쉬워지는 등 식사와 혈당치의 관계가 일목요연하므로 조절하는 데 용이하다.

비만인 경우, 체중을 감량하기 위해서 걷는 것도 중요하다. 다만 일반적으로 상처나 안으로 말리는 발톱, 무지외반증 등이 있으면 아파서 걷지 못하지만, 발의 감각이 둔해져 있으면 그냥 걸어서 점점 발의 병변이 악화된다. 합병증인 망막병증으로 시력이 저하되고, 발톱을 자르는 것이 귀찮아지거나, 비만이나 몸이 뻣뻣해져서 발을 볼 기회가 줄어든 사람이 많은 것이 실상이다. 발의 증상이 악화되고 있는 사람일수록 부끄럽기도 하고, 진찰할 때 발을 보이는 것을 주저하기 쉽다. 본인이 알아차리기 어려우므로 가족이 당뇨병이라면 발을 일상적으로 살펴보도록 하자. 또한 당뇨병은 근육이나 아킬레스건도 뻣뻣해지기 쉬우므로 아킬레스건 스트레칭(p.22)을 확실하게 하자.

가족이 당뇨병이라면 발은 꼼꼼하게 확인하자

자신은 물론이고 부모님이나 배우자가 '혈당치에 요주의'라는 말을 듣고 있다면
자주 발을 확인하자. 족부병변이 진행되고 있어도 감각이 둔해져 있기 때문에
본인은 눈치채기 어렵다. 또 혈액 순환 장애가 일어나면 발에 털이 잘 나지 않는다.

CHECK!

☐ 발톱이 두껍고 깨지기 쉽거나 이상한 방향으로 자라
지 않는가?
☐ 무좀 때문에 발바닥이 거칠거칠하지 않은가?
☐ 잘 낫지 않는 상처나 굳은살, 티눈은 없는가?
☐ 발가락이나 발목의 변형은 없는가?
☐ 털이 나지 않나?
☐ 엄지발가락을 건드려 보고 감각이 있는지를 확인한다

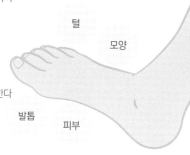

털

모양

발톱

피부

24시간 혈당 측정으로 경향을 파악하기 쉽다

혈당치를 직접 측정할 수 있는
'프리스타일 리브레'. 상완부에
500원짜리 동전 크기의
센서를 붙이면 24시간 언제나
혈당 수치를 측정할 수 있다.
본체(리더기)를 옷 위에서 대면
수치가 표시된다.

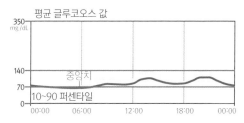

평균 글루코오스 값

350 mg/dL

140

70

0

중앙치

10~90 퍼센타일

00:00   06:00   12:00   18:00   00:00

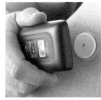

센서에 본체를 대면 혈당 수치가 표시된
다. 시계열의 데이터는 PC 화면에 표시도
할 수 있다(위 그래프). 건강한 사람의 경우
식사를 하면 혈당치가 상승하지만, 정상
치로 돌아와 안정된다. 당뇨병에서는 상
승한 혈당치가 내려가기 어려운 상태가
장시간 계속된다.

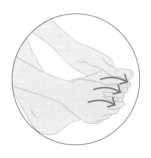

발등을 잘 이완시키자

당뇨병이라면 근육이나 아킬레스건이 뻣뻣해져서 결과적으로
발가락도 오그라들기 쉽다. 발등을 양손으로 쭉 펴면서
발끝까지 마사지한다. 정성스럽게 풀어 주자.

발의 통증이 계속된다면
류마티스 관절염일 수도 있다

통풍(고요산혈증)이나 당뇨병은 남성에게 많이 나타나지만, 반대로 여성에게 많이 나타나는 것이 류마티스 관절염이다. 류마티스 관절염은 면역 기능 이상으로 관절이 부어서 통증이 생기는 질병으로, 가장 처음에 깨닫는 증상으로는 아침에 손이 뻣뻣해지는 것이 잘 알려져 있다. 그러나 발에 통증이 생기는 일도 적지 않다. 무지외반증이나 족저근막염 등은 걸었을 때 통증이 있지만, 류마

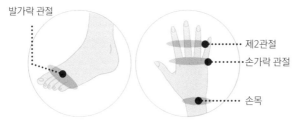

발가락 관절

제2관절
손가락 관절
손목

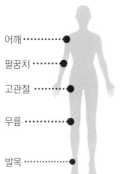

어깨
팔꿈치
고관절
무릎
발목

류마티스 관절염 증상이 나타나기 쉬운 관절

그림에 표시한 것은 류마티스 관절염 증상이 나타나기 쉬운 관절이다. 다만, 의사가 사용하는 류마티스 관절염 평가법에 발 관절은 평가항목으로 들어가지 않는다.

티스 관절염 증상이 발에 나타났을 때는 자고 있어도 통증이 생긴다. 1~2주 동안 발목이나 발등, 발가락에 통증이 계속될 때 특히 주의가 필요하다. 이외에 손이든 발이든 동시에 양쪽 같은 부위에 발생하는 것도 특징이다.

류마티스 관절염은 악화되면 뼈, 연골, 힘줄까지 영향을 미쳐서 관절이 변형되거나 움직임이 악화되거나 하지만, 치료약이 비약적으로 진보하여 조기에 발견하면 뼈의 파괴(미란: 썩거나 헐어서 문드러짐)나 관절의 변형으로까지 이르는 일은 적어졌다. 또 이제까지는 천천히 진행된다고 여겼으나, 특히 발병 초기에 더 악화된다는 것이 밝혀졌으므로 조기에 발견하여 치료하는 것이 중요하다.

발의 경우, 신발을 신는 데다가 체중이 실리기 때문에 염증이 가라앉지 않은 상태로 발을 움직이면 관절의 변형이 진행되기 쉽다.

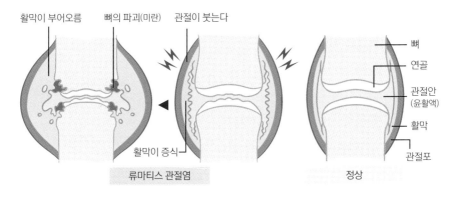

류마티스 관절염의 원리

관절은 활막이라는 얇은 막으로 덮여 있고 그 속은 윤활액이라는 점도 높은 액체로 채워져 있다. 이 활막이 염증을 일으켜서 증식해 활액이 증가하는 것이 초기 증상이다. 이 때문에 관절이 부어서 통증이나 뻣뻣함 등이 나타난다. 활막의 염증은 초기부터 뼈나 연골, 힘줄에 데미지를 주고 심해지면 변형의 원인이 된다. 그렇게 되면 관절을 움직이기 어려워진다.

무좀, 안으로 말리는 발톱, 무지외반증,
족저근막염, 하지정맥류…

주요 질병의 대처법·치료법

이제까지 소개한 발 관련 주요 질병의 예방부터 치료까지를 정리해서 한데 모았다.

무좀인지 의심된다면 갑자기 시중에 판매되는 약을 사용하지 말고 먼저 피부과에서 진료를 받아야 한다. 의사가 각질을 채취해 현미경 검사를 하고 백선균의 유무로 무좀인지 아닌지를 진단한다(p.80).

발가락 사이가 축축한 발가락 사이형, 수포가 전체에 생기는 물집형, 발바닥이 거칠거칠한 각질과다형 이렇게 세 가지 발 백선, 그리고 가장 성가신 발톱 백선, 이 네 유형 중 어느 것인지를 판단한다.

피부과에서는 오른쪽 페이지의 표와 같은 약을 처방한다. 가장 환자 수가 많은 발가락 사이형이나 물집형의 치료에는 주로 바르는 약을 사용한다.

그러나 피부 표면의 각질이 두꺼워지는 각질과다형과 발톱 안에 백선균이 침입하는 발톱 백선의 경우, 바르는 약으로는 효과적인 성분이 피부 속까지 닿지 않으므로 먹는 약으로 치료한

시판 약을 사용하기 전에
병원에서 진찰을 받자
무좀

예방(→p.80)
· 헬스클럽 등 맨발로 걷는 장소에 간 경우, 발을 24시간 이내에 씻는다.

치료
· 바르는 약 혹은 먹는 약.
· 무좀 유형에 따라 다르다.

다. 현재 가장 많이 사용되고 있는 것은 테르비나핀염산염이라는 복용약이다.

자신의 무좀이 별로 신경 쓰이지 않더라도 가족 중 당뇨병인 사람이 있을 경우는 특히 주의해야 한다. 옮기지 않도록 확실하게 치료하자.

무좀약

발톱 백선 약

먹는 약 발톱 백선은 바르는 약의 효과가 약해서, 먹는 약이 일반적이다. 비용, 효과 등의 면에서 테르비나핀염산염이 가장 일반적이며 이트라코나졸은 병용할 수 없는 약이 많다. 단, 발톱 백선의 원인이 칸디다라는 곰팡이일 경우, 테르비나핀염산염 효과가 미약하므로 포스라부코나졸이나 이트라코나졸을 사용한다.

일반명
테르비나핀염산염
이트라코나졸
포스라부코나졸
L-라이신에탄올 부가물

바르는 약 발톱 백선용 바르는 약은 발톱 표면의 상처 등에서 일어나는 표재성 진균증(SWO)에밖에 효과가 없다.

일반명
루리코나졸
에피나코나졸

발 백선의 주요 약

바르는 약 일반적으로 항진균제인 바르는 약을 사용하지만, 미란이나 궤양 등이 있을 때는 먼저 스테로이드로 염증을 가라앉힌다. 도포 범위는 증상이 나타난 부분뿐만 아니라 발등을 제외한 전부다.

일반명
테르비나핀염산염
루리코나졸
라노코나졸
아모롤핀염산염
부테나핀염산염
리라나프테이트

안으로 말리는 발톱이나 내성 발톱은 증상이 가볍고 통증도 없는 경우 직접 테이핑을 해서 관리할 수도 있다(p.71). 통증이 아주 약간 있다는 정도라면 시판 상품을 사용해 직접 발톱과 피부 사이에 실을 끼워서 관리할 수도 있다.

이외에 풋 케어 살롱 등에서 발톱에 기구를 장착하고 안으로 말리는 발톱을 교정하는 방법도 있다.

의료기관에서 치료받는다면, 와이어 교정술이라는 수단도 있다. 와이어 교정술이란, 발톱 끝에 구멍을 2개 뚫고 형상기억합금 와이어를 장착하는 '초탄성 와이어'와 발톱 뿌리 양 끝에 와이어를 걸고 전용 후크로 감아 고정하는 'VHO' 이렇게 두 종류가 있다. 마취를 한다면, 발톱 아래에 부드러운 튜브를 넣어서 발톱을 띄우는 거터 치료법도 있다.

그러나 통증과 감염이 모두 있는 중증인 경우는 '페놀기질 절제술'이나 외과 수술을 선택하지 않을 수 없다. 감염이 몹시 심하면 페놀기질 절제술로 국소마취를 하고 우선 파고 들어간 발톱을 뿌리부터 제거한다. 그리고 그 발톱 뿌리를 페놀이라는 약품으로 태워서 이후에 발톱이 자라지 않도록 한다.

증상이 가볍다면 와이어로
안으로 말리는 발톱

예방(→p.64)
· 올바른 방법으로 발톱 깎기.
· 걸을 때는 엄지발가락을 확실하게 사용해 바닥을 차낼 것.
· 아주 약간의 통증이라면 테이핑이나 시판 상품으로 관리한다.
· 풋 케어 살롱에서 상담받는 것도 방법이다.

치료
· 와이어 교정술이나 거터 치료법 등으로 처치한다.
· 중증인 경우는 외과 수술도 필요하다.

주요 치료법

넓힌다

테이핑

발톱이 파고든 부분에서 피부를 떨어뜨리듯이 테이프를 감아서 안으로 말리는 발톱의 진행을 막는다. 자세한 내용은 71페이지를 참고하자.

안으로 말리는 발톱 교정 기구

특수한 플라스틱 기구를 발톱에 장착하는 '페디글라스'(사진)나 티타늄제 판을 발톱 표면에 붙여서 판의 장력으로 발톱을 들어 올리는 '오니클립' 등. 풋 케어 살롱 등에서 시술할 수 있다.

와이어 교정술

발톱 끝에 2개의 구멍을 드릴로 뚫어서 형상기억합금으로 된 와이어를 장착하는 '초탄성 와이어'(사진), 발톱 뿌리 양쪽 끝에 와이어를 걸어서 전용 후크로 들어 올려 고정하는 'VHO'가 의료 기관에서 사용하는 일반적인 와이어 교정술이다.

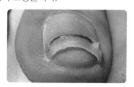

셀프 케어로 대응 가능

들어 올린다

시판 상품으로 실을 끼운다

발톱과 피부 사이에 실을 끼워서 발톱을 들어 올린다. 자세한 내용은 71페이지를 참고하자.

발톱 아래 솜 넣기

통증이 있어도 곪지 않았다면 피부에 파고든 발톱 아래에 종이를 줄 모양으로 꼬아 만든 솜을 끼운다. 그 위에 의료용 순간접착제로 발톱에 고정하는 방법도 있다.

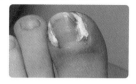

거터 치료법

부분마취를 하고 피부에 파고든 발톱 아래에 부드러운 튜브를 넣어서 튜브를 의료용 순간접착제나 나일론 실로 고정해 발톱을 띄운다. 피부의 부기가 빠지고 통증이 사라질 때까지는 항생제 복용 등도 병용한다.

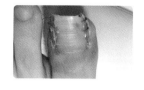

| 페놀기질 절제술 | 통증과 감염이 심한 경우에 행하는 방법. 피부에 파고든 발톱을 부분적으로 뿌리부터 제거하고 페놀이라는 약품으로 뿌리를 태워서 이후 발톱이 자라지 않도록 하는 방법. |
| 외과 수술 | 피부로 파고 들어간 발톱을 부분적으로 뿌리부터 제거한다. 그 후에는 남은 발톱 아래에 피부가 들어가도록 봉합해 버리는 치료법 등도 있다. |

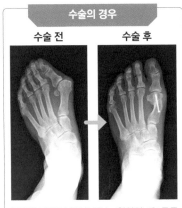

수술 전   수술 후

발가락 관절이 튀어나오는 원인인 제1중족골을 중간에서 절단하여 튀어나오지 않도록 뼈를 어긋나게 고정하는 수술 방식. 무지외반증 수술은 80%가 이 방법이다.

스트레칭과 함께 깔창을 이용

무지외반증

예방(→p.72)
· 아킬레스건 스트레칭 (→ p.22)
· 아치를 유지하는 스트레칭
  (→ p.40)
· 발가락 스트레칭 (→ p.78)

치료
· 의료용 깔창
· 수술

무지외반증은 변형이 적고 통증이 없으면 아킬레스건 스트레칭과 함께 아치를 유지하는 스트레칭이나 발가락 스트레칭을 해서 진행을 예방할 수 있다.

단, 발가락의 변형이 진행되어 일상생활에도 지장을 초래할 것 같다면 의료기관에 상담하도록 한다.

시모키타자와 병원에서는 대부분 먼저 깔창을 검토한다. 무지외반증의 진행에 따라 발에 실리는 체중의 분산이 변하게 되면 발의 균형이 점점 나빠진다. 이를 막아내고 발의 아치를 정돈해 발에 걸리는 부담을 줄이는 데 깔창이 도움이 된다. 깔창을 사용했다고 해도 진행을 막으려면 스트레칭을 계속하는 것이 중요하다.

73페이지에서 무지외반증의 진단 기준을 설명하고 있는데, 발의 변형이 심해져서 깔창 등으로 개선이 힘들 경우에는 위 사진과 같은 수술을 검토하기도 한다.

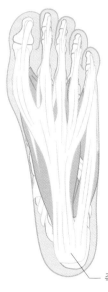

족저근막

우선은 아킬레스건 스트레칭
족저근막염

예방
· 아킬레스건 스트레칭 (→p.22)
· 발바닥 마사지 (→p.41)
· 발뒤꿈치를 디딜 때 아픈 사람은
  충격 흡수성이 높은 신발을 신자

치료
· 의료용 깔창
· 체외 충격파 치료
· 스테로이드 주사

걸을 때 아치는 부드럽게 가라앉거나 원래대로 돌아가거나 하는데, 그 역할을 담당하고 있는 것이 족저근막이다. 족저근막염은 염증과 조직의 손상에 의한 것이다. 아치가 가라앉아서 족저근막이 늘어날 때 당겨져서 통증을 느끼는 경우, 발뒤꿈치를 디딜 때 아픈 경우가 있다.

아킬레스건 스트레칭, 그리고 발바닥 마사지로 족저근막을 늘여 주는 것이 중요하다. 치료로는 운동 지도와 깔창을 이용하는데 이 둘만으로도 70% 개선된다. 3~4개월 통증이 계속될 경우는 스테로이드 주사로 통증을 없애는 대증요법(그때그때의 증상에 따라 하는 치료법)이 있지만, 건막의 질을 떨어트릴 위험이 있으므로 그다지 추천하지 않는다. 좋아지지 않으면 체외충격파를 이용한 치료를 하는 것도 방법이다. 족저근막을 부분적으로 절제하는 수술도 있지만, 기본은 깔창과 운동 요법을 조기 단계에서 시행하는 것이 중요하다.

주요 치료법

압박 요법 압박 스타킹이나 압박 붕대를 감아서 다리 정맥의 혈액이 정체되는 것을 개선하여 다리의 피로, 부종 등의 증상을 경감시킨다.

경화 요법 경화제를 이용해 문제가 되는 정맥을 막는다. 외래에서 10~20분 정도면 할 수 있는 처치이지만, 광범위한 경우는 여러 번으로 나누어 실시하기도 한다.

수술

혈관 내 소각술(레이저 치료 등) 최근 늘어나고 있는 치료법. 혈관에 카테터를 삽입하여 안쪽부터 혈관을 태워서 막는다. 수술 후 통증도 적고 효과도 좋지만, 튀어나온 부분이 클 경우는 어렵다. 국소 마취다.

정맥류 발거술 마취를 사용해 판막이 손상된 정맥을 스트리퍼라는 정맥 발거용 와이어로 발거하는 방법. 비교적 큰 정맥류가 대상이다.

4단계의 치료

하지정맥류

예방(→p.100)
· 셀프 케어(→p.104)

치료
· 압박 요법(압박 스타킹)
· 경화 요법
· 혈관 내 소각술(레이저 치료 등)
· 정맥류 발거술

정맥에 있는 판막이 손상되어 혈액이 일부에 고여서 혹처럼 되는 하지정맥류. 여기에는 단계가 있어서 거미줄 모양의 흐릿한 혈관이 보이는 상태가 가장 경증이다(p.101).

의료기관에서는 주로 네 가지 치료법을 사용한다. 압박 요법은 의료용 압박 스타킹이 대표적이다. 압박 스타킹이란 일반 스타킹보다 조임이 강하고, 발목부터 종아리에 걸쳐 압력이 약하게 되어 있어서 그 설계에 따라 정맥의 혈류를 촉진한다.

그다음은 주사로 혈관의 정맥류 부분에 경화제를 주입하고 위에서 압박하여 혈관을 막는 경화 요법이 있다. 이 밖에도 대표적 레이저 치료인 혈관 내 소각술이나 예전부터 있었던 정맥류 발거술 등 수술도 있지만, 수술은 통증이나 피부염, 궤양 등의 증상이 있는 사람에게만 시행한다.

염좌 후유증

발목을 부자연스러운 모양으로 삐끗해서 발생하는 염좌. 통증이 사라지면 나았다고 생각하기 쉽지만, 염좌로 인대가 느슨해지면 그 느슨함은 원래대로 돌아오지 않는다. 과거에 염좌를 겪었다면 나이가 들면서 통증이 나타나는 경우가 있다. 이 경우 신발이나 깔창을 이용해 보조하거나 심하면 인대를 수복하는 등의 수술이 필요하다.

다리에 쥐가 난다, 종아리 근육의 뒤틀림

Q4(p.148)를 참고하자.

엄지발가락굽음증, 엄지발가락이 구부러지지 않는 증상

엄지발가락굽음증은 엄지발가락 관절이 변형되어 아파서 젖힐 수 없게 되는 것이다. 족부의학에서는 그 직전 단계로 엄지발가락이 구부러지지 않는 증상이라는 개념도 있다. 엄지발가락이 구부러지지 않는 증상은 깔창으로 개선될 수 있지만, 엄지발가락굽음증이라면 뼈가 변형된 것이므로 수술을 해야 하는 경우도 많다.

모톤신경종

발가락 관절 부분의 신경이 부풀어 오른 것(신경종)을 말한다. 셋째 발가락과 넷째 발가락 사이에 생기는 경우가 많고 통증이나 타는 듯한 감각, 저림이 느껴진다. 깔창으로 치료하며, 통증이 강한 경우는 스테로이드 주사로 가라앉히기도 한다. 심하면 신경종의 절제가 필요하다.

망치발가락 · 갈퀴발가락 · 말렛 발가락

발가락의 변형을 말하며, 각각 변형의 형태가 다르다. 신발에 의해 발가락이 굽어 있거나 평발, 발의 내재근의 불균형 등에 의해 발이 불안정하면 발가락으로 땅을 누르며 버티게 된다. 이러한 상태로 걸으면 관절이 굳어져 이대로 고착된다. 발가락에 굳은살이 생기거나 발톱이 두꺼워지거나 한다. 가벼운 증상이라면 깔창으로도 개선할 수 있다.

소지내반증

소지내반증이란 새끼발가락이 안쪽으로 굽으면서 관절이 튀어나오는 상태를 말한다. 단, 엄지발가락에 비해 유연하므로 증상으로 고착되기는 어렵다. 신발에 닿아서 아플 때는 발끝 부분이 넓은 신발을 신어 자극을 피하자.

족부 전문의들이 답한다!

발에 대한 다양한 고민 Q&A

시모키타자와 병원의 의사들이 일반인이 가지고 있는
열 가지 발 관련 고민에 대해 답변했다.

발톱이 변색되었다

Q1 발톱이 황색이라고 해야 하나, 갈색 비슷한 색으로 변했어요.
부끄러워서 여름에 샌들도 신지 못하고 계속 양말을 신고 있
습니다. 영양 부족일까요? 아니면 발톱 무좀일까요? (40대 여성)

A 발톱은 영양 상태가 반영되는 곳입니다. 빈혈 때문에 발톱
이 약해지거나 움푹 들어가거나 하는 경우도 있습니다. 하
지만 어떠한 질병이 있거나 극단적인 다이어트라도 하지 않는 한
현대 사회에서 영양 부족이라고 생각하기는 어렵습니다. 또 노화
에 의해 발톱이 노란빛을 띠는 경우도 있습니다.

발톱 무좀일 가능성도 있습니다. 발톱 무좀은 의학적으로는
발톱 백선이라고 하는데, 발톱 색의 변화가 나타납니다.

발톱 무좀에는 세세하게는 네 가지 유형이 있습니다. 색만 본
다면 이러한 차이가 있습니다.

① 원위외측형: 발톱 끝이 하얗고, 탁하며, 점점 두꺼워지는 것.
가장 많은 유형.

② **표재성백색형**: 발톱 표면이 점 모양 혹은 반점 상태로 하얗게 변하는 것.

③ **근위형**: 발톱 뿌리부터 하얗고, 탁해져서 두꺼워진다.

④ **전이상형**: 발톱 전체가 두꺼우며 하얗게 탁해지는 것. 위의 세 가지 증상이 진행된 최종형.

하얗게 탁해진다고 해도 노란색이나 갈색처럼 보일 수도 있습니다. 모두 노화에 의해 발톱이 두꺼워지거나 탁해지거나 한 것과 구별하기 어려운 경우가 종종 있습니다. 이러한 증상이 나타난 경우는 반드시 피부과에서 진찰을 받도록 합시다. 일반적인 무좀과 달리 발톱 무좀은 바르는 약으로는 좀처럼 낫지 않으므로 먹는 약으로 치료하는 것이 일반적입니다. 재발률도 매우 높은 것이 특징입니다.

발에 힘이 들어가지 않고 발가락이 저린다

Q2 요 몇 년, 하반신이 무겁고 발에 힘이 들어가지 않습니다. 이전에는 걷는 것을 좋아했는데 지금은 걷는 것이 힘들 때도 있어요. 발가락 관절부터 발가락 끝까지 저린 것 외에 허리 통증도 있습니다. 무엇이 원인일까요? (70대 남성)

A 우선 짐작 가는 것이 간헐성 파행입니다. 보행에 따라 하지(다리의 관절부터 발끝에 이르는 부분)에 피로감을 느끼고, 앉아서 쉬면 개선되는 것이 특징입니다. 이 간헐성 파행은 동맥경화가 원인이기도 합니다.

노화와 함께 혈관 벽이 굳어서 탄력성을 잃어가는 것이 동맥경화입니다. 동맥경화는 몸 전체, 어디에나 생길 수 있습니다. 심장혈관, 관동맥에 동맥경화가 일어나 혈전이 생겨서 막히는 것이 심근경색입니다. 뇌혈관이 동맥경화를 일으켜 동맥이 혈전으로 막히는 것이 뇌경색입니다. 그리고 다리에 생기는 동맥경화를 하지 폐색성 동맥경화증이라고 합니다.

하지 폐색성 동맥경화증은 다리 혈관의 동맥경화에 의해 혈관이 좁아져서 다리의 혈액 흐름이 원활하지 못하게 되는 질병입니다. 발끝까지 영양소나 산소를 보낼 수 없어서 다리에 냉증이나 저림과 같은 증상으로 시작하여 걸을 때 종아리가 아픈 간헐성 파행이 발생합니다. 더욱 진행되면 아무것도 하지 않아도 발이 아프거나(안정 시 동통), 발에 궤양이나 괴저를 일으킬 수도 있으므로 조기에 치료하는 것이 중요합니다. 혈압이 높고 동맥경화가 걱정인 사람은 순환기내과나 혈관외과에서 진찰을 받읍시다.

단, 동맥경화도 감별에 있어서 중요하기는 하지만, 이번 상담자처럼 다리의 저림이나 요통이 있을 때는 요부 척추관 협착증일 가능성이 가장 큽니다. 노화나 어긋난 동작 때문에 변형된 추간판(척추를 구성하는 뼈와 뼈 사이에 있는 연골 조직)과 척추나 추간 관절에서 튀어나온 뼈 등에 의해 신경이 눌려서 발병합니다.

이 경우도 걷기 시작하면 허벅지나 무릎 아래에 저림이나 통증이 생겨 걷기 힘들어집니다. 요추 MRI(자기 공명 영상 진단 장치)를 통해 진단할 수 있으므로 요통이 신경 쓰일 경우는 정형외과에서 진찰받는 것을 추천합니다.

하지정맥류인데 압박 스타킹을 신을 수 없다

Q3 하지정맥류가 심해요. 의료용 압박 스타킹을 신으면 좋다
고 들었는데, 류마티스 관절염 때문에 손에 힘이 들어가지
않아서 압박 스타킹을 당겨 올리는 것이 힘들어요. 무언가 할 수 있는 방
법이 없을까요? (60대 여성)

A 우선 하지정맥류에 관해 복습해 봅시다. 혈액을 심장으로
되돌리는 역할을 하는 것이 정맥입니다. 정맥 내의 혈압은
동맥보다 훨씬 낮기 때문에 그 얇고 부드러운 벽의 안쪽에는 혈액
의 역류를 막는 정맥 판막이 붙어 있습니다. 이 판막이 손상되어
혈액이 한 부분에 고여 혹처럼 변하는 것이 하지 정맥류입니다.

동맥에서는 심장의 펌프 작용으로 혈액을 내보내지만, 정맥에
서는 다리 근육의 펌프 작용이 그 역할을 합니다. 그러나 계속 앉
아만 있거나, 계속 서 있거나, 운동 부족이라면 혈액을 좀처럼 밀
어 올릴 수 없어서 점점 혈관에 쌓이게 됩니다. 그리고 정맥 판막
이 손상되어 보기에도 혈관이 구불거리듯 튀어나오는 모습이 눈
에 띄게 됩니다.

압박 스타킹은 경도, 약압, 중압, 강압 등 다양한 압박 강도 유
형이 있으며 종아리의 압박압(펌프 작용)을 높여 정맥의 혈액이
심장을 향해 흐르는 것을 돕습니다. 그러나 압박 스타킹을 신는
것만으로 펌프 작용을 하지는 않습니다. 중요한 것은 다리를 자
주 움직이는 것입니다. 압박 스타킹을 신을 수 없더라도 종아리
를 제대로 움직이는 것으로 효과를 얻을 수 있습니다. 종아리 마
사지나 발끝을 올렸다 내리는 운동을 자주 합시다.

다리에 쥐가 나고 심한 통증을 느낀다

Q4
자는 동안 다리에 쥐가 나는 일이 자주 있는데 대부분 정강이에 쥐가 납니다. 쥐가 났을 때 발을 흔들거나 아픈 부분을 주무르면 낫기도 하고, 쥐가 나면 힘들어서 물을 마시거나 심한 통증을 견디는 사이에 어떻게든 괜찮아지긴 합니다. 예방법이나 처치법을 알려 주세요. (70대 남성)

A
다리에 쥐가 나는 것은 의학 용어로는 '유통성 근육 경련'이라고 합니다. 잘 때 다리에 쥐가 나는 사람은 50대 이후부터 늘기 시작해 고령이 될수록 늘어난다는 보고도 있습니다. 다리에 쥐가 나는 원인으로는 (1) 발의 냉증, (2) 탈수, (3) 근육의 피로나 뻣뻣함 (4) 하지정맥류 (5) 미네랄(특히 마그네슘)의 부족 등이 있습니다.

다리가 차가워지면 혈액 순환이 원활하지 못하게 되어 혈관이 수축하기 쉽습니다. 탈수는 근육의 수축을 초래합니다. 근육의 피로나 뻣뻣함, 하지정맥류도 근육의 혈류를 악화시키고 젖산 등의 피로물질 축적을 촉진하여 경련을 일으키기 쉽습니다. 식사 중 마그네슘 섭취량이 부족하면 근육 세포의 이온 밸런스가 무너집니다. 이것들은 모두 근육을 경련하기 쉽게 하는 요인이 됩니다.

(1)의 발의 냉증에는 레그 워머를 사용, (2)의 탈수는 자기 전에 물을 한 컵 마실 것, (3)의 근육의 피로나 뻣뻣함에는 자기 전에 아킬레스건 스트레칭을 확실히 하는 것이 효과적입니다. (4)의 하지정맥류에 관해서는 4장을 참고합시다. (5)의 마그네슘 부족에는 마그네슘이 풍부한 식품을 신경 써서 먹는 것이 효과적입

니다. 마그네슘은 톳, 코코아, 견과류, 콩, 해산물, 치즈 등에 많이
함유되어 있습니다.

또 낮에 다리가 부은 사람은 밤에 자는 사이에 발에서 수분(림
프액이나 혈액)이 이동할 때 다리에 쥐가 나는 일이 많다고 알려
져 있습니다. 의료용 압박 스타킹을 낮에 착용하면 만성적인 부
종을 해소할 수 있습니다.

또한 쥐가 났을 때의 대처법으로 한방약인 작약 감초탕이 효
과가 있습니다. 물과 함께 머리맡에 놓아두면 나아질 수도 있습
니다.

하지정맥류가 있고, 새벽에 다리에 쥐가 난다

Q5 하지정맥류가 있는데 방치해도 괜찮을까요? 자고 있으면
새벽녘에 상당히 아프고 다리에 쥐가 나거나 합니다. (80대
남성)

A 하지정맥류 초기에는 증상이 그다지 없습니다. 그러나 증
상이 진행되면 정맥의 역류량이 증가하여 종아리(무릎부
터 발목까지의 부분)의 정맥 압력이 상승하여 다리의 쥐, 통증,
가려움 등의 증상이 나타나게 됩니다.

다리에 쥐가 나는 것을 인지한다는 것은 정맥의 역류량이 상
당히 증가했다는 것을 의미하며, 악화되고 있다는 신호이므로 슬
슬 수술을 검토하는 편이 좋을지도 모릅니다. 수술에 관해서는
주치의와 상담하십시오.

당뇨병이 걱정이다. 발에는 어떤 증상이 나타나는가?

Q6 점점 혈당치가 상승하고 있습니다. 당뇨병에 걸리면 발을 절단하는 일도 있다고 들었습니다. 어떻게 예방하면 좋을까요? (50대 남성)

A 당뇨병은 발병하기 전 예방이 중요하기 때문에 지금부터 주의할 수 있다면 아주 좋은 일입니다. 당뇨병이란 혈당치를 낮추는 유일한 호르몬인 인슐린 작용이 불충분해져서 혈액 속의 포도당 농도가 만성적으로 높은 상태가 되는 병입니다. 일본에서는 국민 4명 중 1명이 당뇨병이거나 그 예비 환자인 시대가 되어 있어서 방치하면 당뇨병이 아닌 사람에 비해 수명이 대략 10년 정도 짧아진다는 것도 알 수 있습니다. 또한 당뇨병은 암이나 치매의 위험과도 관련이 깊습니다.

당뇨병은 초기에 증상이 없는 것이 대부분이지만, 자기도 모르는 사이에 합병증이 진행되는 것이 무서운 점입니다. 당뇨병 합병증은 모든 생활 기능을 크게 해칩니다.

혈액 속 포도당 농도가 높으면 혈관에 상처가 생깁니다. 모세혈관 같은 가느다란 혈관이 상처를 입어서 생기는 것이 신경 장애, 눈의 망막병증, 당뇨병성 신증입니다. 한편, 동맥처럼 굵은 혈관에 상처가 생겨 나타나는 것이 발의 괴저, 뇌졸증, 협심증이나 심근경색 등의 심장병입니다. 또 발의 신경에 장애가 생기는 당뇨병 신경 장애, 발의 혈관에 장애가 생기는 말초 동맥 질환이 있습니다.

신경 장애에는 발의 감각이 저하되거나, 발이나 발가락 모양이 변형됨으로써 발에 상처가 생기기 쉽고 궤양(진피까지 조직이 결손된다)이나 괴저(피부나 근육 조직이 괴사해 검어진다)와 같은 당뇨성 족병변으로 진행됩니다. 또 말초 동맥 질환이 있으면 상처가 생겼을 때 회복이 굉장히 어렵습니다.

당뇨성 족병변은 하지 절단율과 재발률이 높은 것이 특징이며 당뇨병 환자의 하지 절단율은 정상인보다 15~40배나 높아집니다. 부상이 아닌 하지 절단의 70%는 당뇨 환자에게 일어나고 있으며, 그중 85%에게 발의 궤양이 선행하고 있다고 보고되었습니다.

진료 현장에서는 말초신경장애, 말초혈관장애, 발의 궤양이 있는지, 발가락의 변형이 있는지와 같은 증상을 바탕으로 위험에 따라 정기적으로 발을 관찰합니다. 당뇨병이라고 진단받은 사람은 꼭 진찰실에서 신발을 벗고 발을 진찰받으세요.

또 당뇨병 예방과 진행, 합병증을 막으려면 식사와 운동을 시작으로 하는 생활 습관의 개선이 가장 중요합니다.

운동의 기본은 자기 발로 체중을 지탱해 움직이는 것, 즉 걷기입니다. 그러나 이미 당뇨병에 걸린 사람일 경우에는 주의가 필요합니다. 걷기의 주축이 되는 발에 통증이 있거나 상처나 안으로 말리는 발톱, 맞지 않는 신발 등으로 문제가 발생하기 쉽습니다. 게다가 당뇨병에 동반되는 깊은 상처나 괴저 등 발에 이상이 생길 때는 운동 요법을 시행하는 것이 오히려 발의 괴저를 일으키거나 악화시킬 가능성이 있으므로 먼저 주치의와 상담합시다.

엄지발가락의 심한 통증은 무지외반증이 원인인가?

Q7 엄지발가락의 발바닥 쪽 관절이 갑자기 아파서 걸을 수 없을 정도입니다. 록소프로펜을 복용하고 하룻밤 잤더니 나았습니다. 이전에도 이런 일이 있었는데 오랜만에 다시 겪었습니다. 무지외반증이 원인이라고 생각하는데, 방치하면 재발할까요? (60대 남성)

A 급격한 통증과 록소프로펜이 효과가 좋았다는 점에서 통풍 발작도 의심할 수 있습니다. 이 경우는 엄지발가락이 빨갛게 부어오릅니다. 통풍 발작에는 엄지발가락 관절 이외에 족관절, 발등, 아킬레스건의 연결 부위, 무릎 관절, 손 관절에 격통이 일어나기도 합니다. 혈액 검사에 따라 진단할 수 있으므로 정형외과 진료를 받는 것을 추천합니다.

무지외반증 등의 변형에 따라 돌출된 부분에 통증이 있을 수도 있습니다. 어쨌든 반복되면 진찰을 통해 원인을 알아내는 것이 중요합니다.

무지외반증은 남성과 비교하면 여성이 압도적으로 많습니다. 주로 엄지발가락 관절이나 엄지발가락 관절의 튀어나온 부분에 통증이 생깁니다. 변형이 심하면 둘째 발가락에 실리는 부담도 커지므로 통증을 느낄 수도 있습니다.

무지외반증의 경우, 발가락 스트레칭을 추천합니다. 엄지발가락이 구부러져서 뻣뻣한 상태가 되지 않도록 발가락을 움직이는 습관을 기릅시다. 목욕 후나 입욕 중에 하면 습관을 기르기 쉬울 것입니다. 자기 발가락의 힘만으로 발가락을 넓게 벌리거나 그게 어려우면 손으로 모든 발가락과 발가락 사이를 벌리는 것도 추천합니다.

발가락을 움직이는 근육을 풀어주고 자극함으로써 근육 운동을 하는 것입니다. 무지외반증은 물론이고 새끼발가락이 안쪽으로 굽어 관절이 튀어나오는 소지내반증에도 효과적입니다.

'하이 아치'라서 통증이 있다. 신발을 어떻게 고르면 좋을까?

Q8 족저근막염이라는 진단을 받았고, 악화되는지 않았지만 가끔 발바닥에 통증이 있습니다. '하이 아치'가 원인 중 하나라고 들었는데 신발을 선택하는 포인트를 알려주세요. (40대 여성)

A 족저근막이란 발가락 관절부터 발뒤꿈치까지 발바닥에 막처럼 붙어 있는 인대 모양 조직입니다. 여기가 아픈 것이 족저근막염입니다. 급성 외상으로 발생하는 것이 아니라 걸을 때 실리는 무게가 쌓여 서서히 족저근막에 통증이 생깁니다.

또한 인간의 발에는 세 개의 아치가 있습니다. 발뒤꿈치와 엄지발가락의 관절을 연결하는 '안쪽 세로 아치', 발뒤꿈치와 새끼발가락 관절을 연결하는 '바깥쪽 세로 아치', 모든 발가락의 뿌리 부분을 연결하는 '가로 아치'. 이러한 아치 구조가 서로 연결되어 기능하며 아치가 가라앉거나 단단해지거나 함으로써 걸을 때 충격을 흡수하고 강하게 바닥을 차 낼 수 있는 것입니다.

걸을 때는 모든 체중을 받아들이기 때문에 아치가 가라앉아서 충격을 흡수합니다. 그리고 바닥을 강하게 차 내기 위해서 아치는 다시 강하고 단단해집니다. 이런 반복이 계속되는 것입니다. 족저근막은 아치를 조정하는 역할을 하고 있어서 아치가 너무 가라앉아도 너무 가라앉지 않아도 통증이 생기기 쉽습니다.

하이 아치란, 아치가 원래 단단하고 너무 위로 솟아 있어서 무게가 가해져도 아치가 아래로 가라앉지 않는 상태를 말합니다. 즉, 서 있는 상태에서도 아치가 단단하고 발바닥의 장심이 높습니다.

하이 아치에 의한 발 관련 장애의 대부분은 충격을 흡수하지 못해서 발의 한 부분에 지면에서 되돌아오는 힘이 반복해 가해져 생깁니다. 그러므로 신발 밑창에 쿠션감이 높은 신발을 선택하는 것을 추천하고 있습니다. 반대로 가장 좋지 않은 것은 발레 슈즈처럼 밑창이 얇고 납작한 신발입니다.

발에 가해지는 압력을 분산하기 위해서 맞춤 깔창을 사용하는 것도 좋습니다. 족부의학에서 아치 문제는 깔창으로 교정하는 것이 기본적인 방식입니다.

발바닥이 타는 것 같다. 자갈길을 걷는 듯하다

Q9 84세의 어머니가 '발바닥이 타는 것처럼 뜨겁고 자갈을 밟는 것 같이 느껴진다'라고 걱정했습니다. 만져 보니 특별히 이상은 없는 것 같았는데 겉모양은 발바닥이 자주색처럼 혈색이 좋지 않고 부어 있었습니다. 만성 요통과 폐 질환이 있고 별로 몸을 움직이지 않는 탓이라는 생각도 듭니다만…. (50세 여성)

A 발바닥의, 특히 앞부분의 위화감은 자주 있는 증상입니다. '자갈길을 걷는 것 같다', '발바닥에 종이가 한 장 끼어 있는 것 같다', '발바닥에 물이 차 있는 것 같다' 등 사람에 따라 다

양하게 표현할 수 있습니다. '발바닥에 무언가 붙어 있는 것 같다'라고 이야기하는 사람도 있습니다.

이 경우, 질병이 원인인 경우와 그렇지 않은 경우로 분류할 수 있습니다. 먼저 질병이 원인인 경우입니다. 척추관 협착증이나 추간판 탈출증 등 척추(등뼈)의 신경이 압박되고 있기 때문이거나, 폐색성 동맥경화증 등의 혈액 순환 장애에 의한 것, 그 외 뇌경색, 당뇨병, 만성 신부전, 류마티스 관절염, 다발성 신경염 등 다양한 질환이 원인이 되어 이러한 증상이 발생합니다.

상담자의 어머니는 만성 요통이 있다고 하셨으니 척추 신경 압박에 의한 증상일 가능성이 있습니다.

그 외에는 신경계의 생리적인 노화, 나이가 들면서 진행되는 동맥경화에 따른 신경의 혈류 장애, 평발에 의한 족근관(안쪽 복사뼈 아래를 지나며 발바닥부터 발가락으로 향하는 터널. 안쪽을 신경과 동맥이 지나고 있다)에서의 신경 압박(족근관 증후군) 등도 생각할 수 있습니다. 단순히 노화에 의한 변화로 인해 저림이 생기는 사람도 많습니다.

또한 발바닥의 쿠션 역할을 하는 지방이 노화에 의해 얇아져서 보행의 충격을 흡수하지 못해 이상한 감각을 호소하는 사람도 있습니다. 이처럼 반드시 원인이 되는 질환이 있다고는 할 수 없으므로 정밀한 검사가 필요합니다. 원인을 알면 증상이 경감될 가능성도 있으므로 꼭 진찰을 받아 봅시다.

발등이 붓는다

Q10 최근 몇 년, 1년에 2~3회 발등 부분이 빨갛게 부어오르고 통증이 있습니다. 걷지 못하기도 했는데 일주일 정도 지나면 나았습니다. 최근에는 오른쪽 발등이 빨갛게 부어올라 진찰을 받았지만, 엑스레이상으로는 뼈의 이상은 없었습니다. 일주일 후, 빨갛게 부어오른 것은 사라졌지만 통증이 있는 부분이 발등에서 안쪽 발바닥의 장심으로 옮겨가서 참으면 걸을 수 있을 정도가 되었습니다. 원인이 무엇일까요? (70대 남성)

A 실제로 발을 진찰해 봐야 알 수 있지만, 평발에 의해 리스프란 관절 손상 등 발등 관절 부분에 통증이 있을 가능성을 떠올릴 수 있습니다.

발뒤꿈치와 엄지발가락의 관절을 연결하는 '안쪽 세로 아치'가 무너진 것이 평발입니다. 이 안쪽 세로 아치는 노화와 함께 가라앉기 쉬운 부분이기도 합니다. 근력이 저하되고 발꿈치뼈가 안쪽으로 쏠리면 안쪽 세로 아치가 가라앉아 발바닥 장심 부분이 낮아지고 심하면 땅에 딱 붙어 버립니다.

평발이 되면 무지외반증 등 발의 변형 장애가 생기기 쉬운 것은 물론이고 발이 쉽게 피로해지고 무겁게 느껴집니다. 아치가 무너지면 발을 앞으로 내딛는 추진력이 약해져서 터벅터벅 걷게 됩니다. 발등에 있는 관절에도 과도한 부담이 가기 때문에 통증이 생기기 쉽습니다.

평발인지 아닌지는 서 있는 상태에서 엑스레이를 찍으면 확인할 수 있습니다. 또 엑스레이 사진으로 골절 등의 이상은 발견되지 않더라도 발의 균형이 무너짐으로써 붓기나 통증이 발생하기도 합니다. 평발의 경우에는 발바닥의 장심이나 발뒤꿈치 부분의 족저근막에 통증이 나타나는 경우도 있습니다. 정형외과 혹은 족부 전문의에게 진단받으십시오.

셀프 케어로 발바닥을 천천히 젖히고 발바닥을 주물러서 풀어주는 것도 좋습니다(p.41).

저자 소개

이사장
히사미치 가쓰야

일본 도쿄의과대학 졸업. 준텐도대학교 피부과에서 일했다. 존스홉킨스대학 객원 조교수 등을 거쳐 미국의 족부의학에 주목한 아시아 최초의 발 전문 종합병원인 시모키타자와병원을 설립했다. 이 병원의 이사장이자 의사다. 또한 로트제약 최고 의학 책임자(CMO)를 겸하고 있다. 일본 피부과학회 인정 전문의, 미국 피부과학회 상급 회원이다. 저서로는 『죽을 때까지 걷고 싶다! 100세 시대와 족부의학』이 있다.

원장
기쿠치 마모루

일본 오사카대학 의학부를 졸업한 뒤 미국 조지타운대학 창상치유센터에서 유학하며 족병의학을 만났다. 귀국 후, 일본 사가대학 의학부 부속 병원 성형외과 진료 준교수를 거쳐 현직에서 일하고 있다. 저서로는 『100세까지 잘 걸을 수 있는 다리를 만드는 법』이 있다.

부원장
나가사키 가즈히토

일본 게이오기주쿠대학 의학부 졸업. 일본 국내 병원에서 근무 후, 미국 스탠퍼드대학 외과 전임의로 일했다. 귀국 후 하마마쓰 일본적십자병원 외과 부장, 창상케어센터에서 근무했고 사이타마 시립병원 혈관외과 의장을 거쳐 현직에서 일하고 있다. 일본 혈관외과학회 혈관 내 치료 인정 의사다.

족병종합센터 센터장
기쿠치 교타

일본 기타사토대학 의학부 졸업 후, 기타사토 대학병원 정형외과 조교로 근무했다. 그 후, 요코하마 종합병원 정형외과 의장, 창상케어센터 등을 거쳐 현직에서 일하고 있다. 일본 정형외과학회 정형외과 전문의이며 신체장애인 복지법 지정 의사다. 일본 발 외과학회 회원이자 일본 하지구제·족병학회 평의원이다.

당뇨병센터 센터장
후쿠다 마스오미

일본 도쿄 지케이카이의과대학 졸업. 도쿄도 제생회 중앙병원의 당뇨병·내분비내과 풋케어 외래를 거쳐 현직에서 일하고 있다. 일본 당뇨병학회 전문의이며 의지 장구 등 적합 판정의다. 당뇨병으로 인한 발 병변의 예방과 치료에 적극적으로 임하고 있다.

당뇨병센터
다베야 데쓰야

일본 삿포로의과대학 졸업. 오타루 시립병원 류마티스과, 에비나 종합병원 당뇨병센터, 제생회 가와구치 종합병원 당뇨병 내분비내과에서 근무 후 현직에서 일하고 있다. 류마티스성 질환과 당뇨병을 전문적으로 진료한다.

재활의학과 물리치료사
다케다 나오토

재활의학과 물리치료사
세키 아사미

나는 왜 조금만 걸어도 발이 아플까

초판 1쇄 인쇄일 2021년 12월 17일
초판 1쇄 발행일 2021년 12월 24일

지은이 시모키타자와 병원
옮긴이 최서희

발행인 박헌용, 윤호권
편집 원경혜 **디자인** 박지은
발행처 ㈜시공사 **주소** 서울시 성동구 상원1길 22, 6-8층(우편번호 04779)
대표전화 02-3486-6877 **팩스(주문)** 02-585-1755
홈페이지 www.sigongsa.com / www.sigongjunior.com

ISBN 979-11-6579-837-6 03510